parent, d'un jaune-citron. Chez certains enfants qui présentent, pendant leurs premiers jours, une teinte subictérique, ce liquide prend une coloration d'un jaune ocre foncé, sans cesser d'être clair. La découverte de ce liquide est un fait capital pour le diagnostic; on ne le trouve que dans l'ophtalmie purulente à cette période du début.

En enfonçant un peu les doigts au niveau du corps des paupières, on arrive à renverser celles-ci et à porter la conjonctive au dehors. On constate alors que la muqueuse est un peu gonflée et d'un rouge très vif le plus souvent; la conjonctive bulbaire est aussi très injectée. Dès ce moment précoce, mais surtout dans les jours qui suivent, le renversement des paupières permet de découvrir dans le fond des culs-de-sac palpébraux des filaments concrets, jaunâtres, formés de muco-pus. Il ne s'agit pas là de fausses membranes, et le plus léger lavage suffit à les entraîner.

Le lendemain et le surlendemain (quatrième et cinquième jours après la naissance environ), le gonflement, qui a gagné les deux paupières, augmente considérablement; la paupière supérieure principalement est tuméfiée au point de perdre complètement sa mobilité et de maintenir l'œil dans un état d'occlusion hermétique, de telle sorte que son bord libre dépasse et cache les cils de la paupière inférieure.

Si, à ce moment, l'on écarte les paupières, on constate, du côté de la muqueuse conjonctivale et de la sécrétion, des modifications importantes et qui permettent déjà de considérer que la maladie est passée dans la période confirmée.

La conjonctive est, en effet, d'un rouge plus intense encore; elle a perdu son aspect lisse et poli, et est devenue rugueuse et très boursouflée. Il se forme ainsi un œdème palpébral dans lequel le doigt laisse son empreinte et autour de la cornée un chémosis séreux qui peut être très marqué.

Au moment où les paupières sont écartées, on voit sortir à flots ou même jaillir avec force (1) un liquide séro-purulent, louche, d'aspect floconneux, qui contient de très nombreux globules de pus en suspension. La période de la sécrétion claire et transparente est passée.

A ce moment, la cornée n'a encore subi aucune atteinte.

Période d'état. — Elle commence vers le quatrième ou cinquième jour de la maladie, et c'est au cours de cette période que les complications sont à redouter.

Les paupières demeurent aussi gonflées, aussi résistantes, aussi difficiles à manier (2). La muqueuse prend

(1) La projection de ce liquide peut être assez forte pour atteindre les yeux du chirurgien explorateur, et des cas de contagion par ce mécanisme ont pu être observés. Il existe de larges lunettes protectrices pour pratiquer les pansements des enfants atteints d'ophtalmie purulente.

(2) Il est important de bien savoir manier les paupières d'un enfant atteint d'ophtalmie purulente, sans quoi il est impossible d'explorer convenablement les différentes parties de l'œil. C'est une manœuvre particulière.

Le premier point consiste à maintenir l'enfant. Pour cela, le chirurgien, assis, saisira la tête de l'enfant entre ses genoux garnis d'une serviette. Un aide (la nourrice), assis en face et incliné sur l'enfant, lui tiendra le corps et maintiendra les mains.

L'exploration comprend deux parties : examen de la muqueuse et des culs-de-sac ; examen de la cornée. Elle exige deux manœuvres différentes.

Pour examiner la muqueuse et les culs-de-sac, on appliquera l'index ou le pouce de chaque main sur les paupières gonflées, à 1 centimètre du bord palpébral. En écartant les paupières avec une force graduelle, on verra la muqueuse tuméfiée faire de plus en plus hernie au dehors et finir par se présenter tout une coloration de plus en plus foncée et parfois d'un rouge bleuâtre, livide ; sa surface épaissie et gonflée se creuse de sillons de plus en plus nombreux et profonds, qui s'étendent parfois d'un angle de l'œil à l'autre.

Ce boursouflement papillaire se maintient pendant toute la durée de la maladie, et c'en est une des manifestations les plus tenaces, ainsi que nous le verrons plus tard.

Cette disposition particulière de la conjonctive qui affecte la forme d'une végétation folliculaire excessive est le symptôme qui a fourni aux unionistes le meilleur de leurs arguments à l'appui de leur thèse d'après laquelle le trachome, ou l'ophtalmie granuleuse, et la conjonctivite purulente seraient les modalités d'une seule et même maladie. Nous aurons à reprendre cette question plus tard en un chapitre spécial, car le sujet en vaut la peine.

La sécrétion est devenue plus concrète et moins abondante ; elle est constituée par du pus crémeux et bien lié, qui offre une coloration variée, tantôt jaune pâle comme le pus ordinaire, tantôt d'un jaune d'or si l'enfant est quelque peu subictérique, tantôt jaune verdâtre, comme dans le phlegmon. La sécrétion est moins abondante que dans les jours précédents, en ce sens qu'elle ne jaillit pas à distance hors des paupières ; toutefois, le pus se reproduit avec une très grande

entière à l'exploration. On ne peut voir la cornée par ce moyen.

Pour découvrir la cornée, il faut, ou se servir d'écarteurs ou bien, si l'on veut s'en passer, *rapprocher les deux index des bords palpébraux, accrocher avec l'ongle le bord des paupières* et écarter celles-ci doucement en les faisant glisser en haut et en bas sans leur permettre de se retourner. On découvre ainsi très bien la cornée.

rapidité et les lavages, pratiqués même toutes les demi-heures, en retrouvent une quantité égale.

L'œil est constamment immergé dans un bain de pus, et c'est ce qui constitue le danger de cette période de la maladie.

La cornée, en effet, peut être le siège de plusieurs séries d'accidents, qui proviennent tous de l'infiltration, dans son épaisseur, des éléments septiques de la suppuration.

Ces accidents et ces complications, qui sont rares et même exceptionnels dans les cas d'ophtalmie purulente *franche* bien traitée, sont pour ainsi dire la règle si la maladie est abandonnée à elle-même.

Il importe de distinguer dès maintenant, en effet, entre les ophtalmies.

Nous appelons ophtalmie purulente *franche* la forme la plus commune et qui répond aux symptômes que nous venons de décrire. Il est d'autres variétés qui en diffèrent assez peu dans la forme et beaucoup dans le fond. Certaines de ces variétés, par exemple, présentent des symptômes très atténués ; ce sont des ophtalmies plutôt catarrhales, d'une virulence autre que n'est l'ophtalmie purulente et qui ne sont pas sujettes à des complications.

D'autres affectent une allure spéciale, avec plus de rapidité ou moins de régularité dans la suite des symptômes ; ce sont des formes malignes, sur lesquelles nous aurons à nous étendre et qui attaquent presque irrémédiablement la cornée, malgré le traitement le plus rationnel.

Mais, pour nous renfermer dans la variété bien définie que nous avons en vue ici, nous pouvons dire à son égard que les complications cornéennes les plus graves sont la règle lorsque la maladie est abandonnée à elle-même ou mal traitée, et qu'elles sont, au contraire, exceptionnelles, si le traitement rationnel a pu être employé au moins aux premiers jours de la période d'état.

Complications cornéennes. — Les lésions de la cornée ne sont pas produites par une infection apportée par les vaisseaux de la conjonctive, mais directement par le pus qui baigne la surface épithéliale de cette membrane.

Le premier signe de la complication cornéenne est une infiltration blanchâtre et de forme ronde ou ovale. Il existe presque toujours au milieu de cette infiltration une perte de substance épithéliale, mais petite et d'étendue moins grande que la surface infiltrée.

Au bout de quelques heures ou le jour suivant, on voit au milieu de l'infiltration, au niveau de la perte de substance, un point plus jaunâtre que le reste, où l'agglomération des corpuscules de pus est plus considérable ; c'est l'ulcère de la cornée ou l'abcès, si la perte de substance épithéliale est peu ou pas marquée.

Les accidents cornéens peuvent affecter trois aspects cliniques différents, suivant leur siège.

Si l'infiltration a lieu vers le centre de la cornée, il se forme en ce point une tache opalescente qui se transforme bientôt en un ulcère à fond jaunâtre, à plusieurs étages, lequel tend à s'étendre en largeur et surtout en profondeur, suivant les progrès de la maladie.

Le plus souvent, chez les nouveau-nés, l'infiltration commence par le bord de la cornée, et là elle peut offrir deux variétés distinctes :

1° L'ulcère, de forme ovale, siège à 2 ou 3 millimètres

du bord cornéen, et l'ulcération, sans s'étendre beaucoup en largeur, gagne rapidement en profondeur; c'est l'ulcération dite *en coup d'ongle*, car il semble que la perte de substance ait été le produit d'un traumatisme de cette nature.

2° D'autres fois, l'infiltration commence justement au bord de la cornée, au limbe, et suivant une ligne assez étroite; elle se présente alors sous la forme d'un arc de cercle opalescent, plus ou moins étendu. A cette opalescence succède bientôt une ulcération fissurale de même forme, qui circonscrit une étendue variable de la circonférence cornéenne et qui gagne progressivement le milieu de la cornée en augmentant de largeur, ou, plus souvent même, qui achève de circonscrire plus ou moins complètement la cornée.

Un segment de la voûte cornéenne, ou sa totalité même, peut de la sorte se trouver isolé par un sillon ulcératif; c'est la forme la plus redoutable des complications cornéennes, en raison de la nécrose plus ou moins étendue qui en résulte.

Dans les cas extrêmes, en effet, le pourtour entier de la cornée est envahi par l'opalescence, puis par la fissure ulcérative. Le centre de la cornée ainsi atteinte se trouve alors privé de nutrition; il se trouble, se ramollit, devient grisâtre et ridé. Le plus souvent alors, la cornée mortifiée, séparée du limbe par les progrès de l'ulcération, se détache et tombe ainsi qu'un verre de montre désenchâssé. L'œil se vide et devient atrophique.

D'une façon générale, les ulcérations cornéennes laissées à elles-mêmes aboutissent à la perforation, et la gravité de cette redoutable complication varie suivant les circonstances suivantes :

a) Lorsque l'ulcération est centrale, peu étendue, la perforation se fait au centre de la cornée. La chambre antérieure se vide aussitôt et l'iris, suivi du cristallin, vient s'appliquer à la face postérieure de la perforation.

Tout peut être borné là et la réparation pourra se faire sans que l'iris et le cristallin soient atteints par la phlegmasie infectieuse, ou bien il se forme à la surface antérieure du cristallin un simple dépôt exsudatif en forme de tache blanchâtre, laquelle, si elle est petite, peut ne pas compromettre irrémédiablement la vision. Ce dépôt extérieur du cristallin, joint à des lésions intérieures de la lentille, constitue ce qu'on appelle la cataracte pyramidale.

D'autres fois, les bords de la pupille s'engagent dans la perforation ou contractent des adhérences avec la partie profonde de la plaie et la face postérieure avoisinante de la membrane de Descemet ; dans les deux cas, il se développe une inflammation adhésive qui entraîne une *synéchie* centrale, dite antérieure. Le cristallin peut entrer dans le magma adhérent et s'opacifier en totalité ou partie par inflammation de voisinage.

b) Si l'ulcération a commencé par le bord de la cornée, soit par la variété dite en coup d'ongle, soit en forme d'arc, en gagnant progressivement le centre, les effets de la perforation sont différents et aussi plus redoutables, en raison du voisinage plus immédiat du pourtour de l'iris. Tout dépend de la manière dont se comporte l'iris, qui se trouve toujours intéressé dans la perforation.

Si l'iris, entraîné dans l'orifice de perforation, ne l'est pas assez pour dépasser sa surface externe, si, en un mot, la hernie de l'iris ne dépasse pas le niveau extérieur de la cornée, il se forme par la suite un tissu cicatriciel blanchâtre, qui englobe cette hernie de l'iris, en égalisant l'ulcération au niveau de la cornée. Rien ne fait saillie au dehors et l'iris est seulement retenu dans l'épaisseur de la perte de substance devenue cicatricielle; il s'est formé un *leucome adhérent.*

D'autres fois, l'iris traverse entièrement la perforation cornéenne et vient émerger à l'extérieur, sous la forme d'un bourgeon irien plus ou moins volumineux. Cette hernie de l'iris, arrondie et colorée en noir par le pigment, ressemble beaucoup, lorsqu'elle est petite, à la tête d'une mouche, et, pour ce motif, certains auteurs désignent cette phase de l'accident sous le nom de *myocéphalon.* Peu à peu, le processus cicatriciel fait que cette surface irienne se recouvre d'une pellicule blanchâtre; mais le bourgeon reste saillant au dehors, sans se réduire ni s'aplatir au niveau du globe oculaire. C'est un *staphylome partiel.*

c) Enfin, dans le cas où la cornée est ulcérée dans la presque totalité de sa périphérie, on peut voir la perforation la plus large se faire et l'iris se présenter au dehors de tous côtés. Il se forme alors, par les progrès de la cicatrisation et selon le mode indiqué plus haut, un *staphylome total.* Le reste de la cornée, n'ayant plus assez de vitalité, se ramollit et se laisse distendre sous l'effort de l'iris et du cristallin, qui viennent soulever en dôme la cornée tout entière.

Lorsque la pellicule cicatricielle a recouvert ce staphylome et que le processus de réparation est terminé, il subsiste une difformité, le plus souvent considérable. Le staphylome exubérant est plus ou moins difforme (*staphylome racémeux*); il écarte les paupières entre lesquelles il fait hernie et se présente perpétuellement au dehors. Par ce fait, l'œil reste toujours enflammé, sa surface demeurant constamment exposée à l'air, et cette irritation constante entretient dans cet œil des douleurs permanentes.

Si l'ulcération périphérique de la cornée est complète et si la perforation se fait à la fois sur toute cette périphérie, les choses vont plus vite encore : la cornée se détache tout entière, en bloc, et l'œil se vide aussitôt, laissant sortir l'iris, le cristallin, le corps vitré. Il n'en reste plus qu'un moignon informe, livré à la suppuration.

Dans tous les cas que nous venons de passer en revue, le résultat final est la perte plus ou moins complète, le plus souvent absolue, de la vision. Elle est, en effet, complète dans l'atrophie du globe ou encore dans le staphylome total, et sans remède ; dans les leucomes adhérents, dans les synéchies antérieures qui sont pourtant moins graves, on essaye d'améliorer la situation au moyen d'opérations variées et principalement de l'iridectomie optique. Il faut bien reconnaître que le peu de vision ainsi obtenu n'a pas d'effet véritablement utile dans l'immense majorité des cas, sinon dans tous.

Les cas les plus favorables sont ceux où existe simplement une synéchie irienne antérieure, mais les opérations qui tendent à rétablir la disposition normale de l'iris ou à créer une pupille optique n'augmentent guère la quotité de vision conservée par l'œil.

Heureusement, les complications cornéennes ne sont pas toujours aussi funestes et les ulcérations n'aboutissent pas fatalement à la perforation.

La réparation des ulcérations cornéennes peut se faire de deux manières, qu'il importe de connaître, car elles comportent quelques différences dans la façon de diriger le traitement.

Les ulcérations peuvent se combler purement et simplement et se recouvrir d'un nouvel épithélium, comme on voit l'épidermisation se faire à la surface d'une plaie ulcérative cutanée. La surface de l'ulcère se déterge, de jaunâtre devient blanchâtre et enfin d'un blanc nacré, couleur ordinaire des leucomes.

Dans des cas très heureux, l'infiltration cornéenne, au lieu de se transformer en cicatrice, en leucome, se limite sur ses bords, diminue graduellement et se dissipe jusqu'à disparaitre complètement ou en ne laissant derrière elle qu'une toute petite macule, trace insignifiante de l'accident. La gêne de la vision est alors très petite et même nulle si la tache siège vers la périphérie de la cornée. Ces cas heureux appartiennent, en effet, aux ulcères en coup d'ongle ou aux abcès du centre de la cornée.

Un autre mode de réparation est plus commun cependant dans les ulcères qui siègent sur les bords; ici, on voit partir du limbe scléro-cornéen de la conjonctive enflammée un pinceau de vaisseaux qui gagnent le centre de l'ulcération, comme pour y apporter les matériaux nécessaires à la réparation. L'existence de ces vaisseaux est un pronostic favorable; elle indique que l'ulcération entre dans la voie de la guérison. Toutefois, on est obligé, à un certain moment, de supprimer ces tractus vasculaires, lorsque la cicatrisation est presque terminée et leur rôle fini.

Durant tout le processus de l'ulcération, puis de la réparation de la cornée, la conjonctive est restée rouge, tomenteuse, villeuse, sillonnée de plis profonds circonscrivant des papilles exubérantes. La sécrétion ne se tarit pas, et c'est le fait des lésions cornéennes d'entretenir le gonflement de la muqueuse et la production du pus.

Terminaison. — Cette période ultime de la maladie est toujours très longue lorsqu'il existe des lésions cornéennes; elle l'est même quelquefois en dehors de toute atteinte à la cornée.

En ce cas, l'ophtalmie tourne à l'état chronique et rien n'est plus difficile à guérir.

Les paupières alors ont cessé d'être gonflées ou le sont peu, mais la muqueuse est rouge et villeuse, et la suppuration, qui peut être minime, est intarissable. Les yeux sont toujours collés au réveil : c'est une conjonctivite chronique.

Lorsque la maladie guérit complètement, la muqueuse redevient lisse et le gonflement disparaît tout à fait ainsi que la sécrétion. Quand la sécrétion est tarie, la muqueuse demeure encore rouge pendant une dizaine de jours.

Symptômes généraux et marche. — Telle est la marche ordinaire des symptômes locaux dans l'ophtalmie purulente franche des nouveau-nés. A la première période, la douleur est presque nulle et l'état général des enfants assez satisfaisant. Au moment où les phénomènes inflammatoires ont atteint leur maximum d'intensité, surtout s'il existe des complications cornéennes, les petits malades sont inquiets et semblent souffrir; on peut voir apparaître de la fièvre et de la diarrhée.

La durée de la maladie est d'une quinzaine de jours dans les cas simples et dépend de la gravité des complications si la cornée est altérée.

L'affection débute ordinairement par un seul œil,

mais très communément elle envahit rapidement le second ; aussi doit-on employer tous ses efforts à préserver l'œil encore sain de l'infection imminente. Pour cela, il faut avant tout éviter de toucher à l'œil sain avec les doigts qui viennent de panser l'œil malade et qui ne sont pas lavés, avec des éponges ou des linges servant à l'œil atteint d'ophtalmie. De plus, on couchera l'enfant toujours du côté malade, pour éviter que les liquides septiques ne coulent de l'œil malade du côté sain ; enfin, on couvrira l'œil atteint d'ophtalmie d'un appareil monocle isolateur, constitué par un tampon de coton hydrophile *sec*, maintenu par une bande.

Pronostic. — L'ophtalmie purulente franche, non compliquée encore de lésions cornéennes, guérit bien par le traitement approprié. Il faut se garder toutefois de se fier à la bénignité apparente de l'affection pendant la première période; toute ophtalmie des nouveau-nés doit être traitée comme si elle devait être des plus graves.

Bien entendu, s'il existe des lésions cornéennes, le pronostic est soumis à leur plus ou moins de gravité. Il en est d'irrémédiables, comme le staphylome total ou le leucome très étendu ; d'autres n'exposent qu'à des troubles visuels variables ; ce sont les ulcérations peu profondes qui aboutissent à des taies limitées.

Quelquefois, et même en dehors de toute lésion cornéenne, la suppuration se montre difficile à arrêter, la maladie est très tenace ; ce fait s'observe le plus souvent chez les enfants chétifs, malingres, nourris au biberon ou dont la nourrice est défectueuse ; Mackenzie même ajoute : dont la nourrice boit des spiritueux et du porter.

On voit par là que la question de l'état général du nouveau-né se lie étroitement à la marche plus ou moins heureuse de la maladie. Nous considérons même que l'ophtalmie qu'on observe chez les enfants venus avant terme, chétifs, et, par extension, celle des enfants à terme, mais mal venus, présentent une physionomie particulière, qui mérite d'être décrite à part; nous y reviendrons donc spécialement.

ÉTIOLOGIE. — PATHOGÉNIE. NATURE DE L'OPHTALMIE DES NOUVEAU-NÉS.

Dans l'immense majorité des cas, la cause de l'ophtalmie purulente des nouveau-nés réside dans l'infection produite par la sécrétion vaginale de la mère; dans quelques cas cependant, elle est due à des foyers infectieux divers, pouvant se trouver dans l'entourage du nouveau-né.

L'infection par la mère se fait pendant ou plutôt aussitôt après l'accouchement, pendant la première toilette. Ce fait est démontré par cette circonstance que l'ophtalmie éclate généralement du troisième au cinquième jour, et on sait que ce temps est nécessaire à l'incubation de l'agent infectieux.

L'infection pendant l'accouchement ne peut guère se faire que si des manœuvres de l'accoucheur ont déterminé l'ouverture des paupières du fœtus au moment du passage à travers le vagin, ce qui n'a lieu que dans certains cas. Haussmann (Stuttgart, 1882) a constaté le fait dans les présentations de la face. Mais, si la contagion peut avoir lieu à ce temps de l'accouchement, il n'est pas constant qu'il en soit ainsi.

Un fait cité par Henry Sharp Taylor le démontre : l'enfant qui fut atteint d'ophtalmie était né enveloppé des es membranes.

Le mode d'infection le plus fréquent est celui qui se produit aussitôt après la naissance, lorsque l'enfant ouvre les yeux. L'enfant a emporté de son passage à travers le conduit vaginal de la matière septique, accumulée en grande quantité à la base de ses cils; le battement des paupières, lorsqu'il ouvre les yeux, ou même un lavage mal combiné — et cela est fréquent à la première toilette — font pénétrer cette matière dans la cavité conjonctivale et l'infection est créée.

Quoi qu'il en soit, ce qu'il importe de savoir, c'est d'abord que l'infection est presque toujours d'origine maternelle; puis, en second lieu, que l'ophtalmie des nouveau-nés, même dans sa forme la plus grave, et malgré le qualificatif de blennorrhéique qu'on lui donne souvent, peut être aussi bien produite par une leucorrhée simple — si ordinaire chez la femme en couches — que par un catarrhe vaginal virulent, blennorrhagique, proprement dit.

Ainsi donc, la blennorrhée des nouveau-nés ne signifie pas nécessairement chaude-pisse de la mère.

On a vu des ophtalmies des nouveau-nés qui éclataient presque aussitôt après la naissance, dans les vingt-quatre heures. Généralement, pour expliquer cette anomalie dans la durée de l'incubation de la maladie, on trouve la circonstance d'un travail prolongé, même parfois ayant nécessité l'intervention du forceps. Parytscheff, dans un cas récent (*Centralbl. für Augenh.*, février 1893), a noté l'ophtalmie dès la naissance, mais le travail avait duré trois jours. L'action du forceps en pareil cas peut produire un déplacement des parties molles du visage, suivi d'une ouverture de la fente palpébrale. Peut-être, ainsi qu'on l'a dit, l'ophtalmie frappe-t-elle plus souvent les garçons que les filles, parce que, la dimension de la tête étant chez eux plus grande, le séjour dans le canal vulvo-vaginal est plus prolongé.

Ces ophtalmies constatées immédiatement après l'accouchement sont d'ailleurs assez rares ; on compte les cas de Magnus, Galezowski, Feis, Kronenberg, Hirschberg, et tout récemment celui de Nieden.

Lorsque l'ophtalmie ne se développe qu'après le cinquième jour, il faut admettre que l'infection n'a pas eu lieu pendant le travail de l'accouchement et qu'elle s'est faite après la naissance ; les conditions sont multiples. En première ligne et comme origine maternelle, vient la contamination par des linges ou des éponges ayant servi à la mère, dans des milieux où les soins de l'accouchée sont mal assurés. Il convient de dire cependant que les lochies de femme non malade ne sont pas susceptibles de contaminer la conjonctive des nouveau-nés ; le fait a été démontré par les recherches de Zweifel (*Arch. f. Gynækol.*, t. XXII).

En deuxième ligne et comme facteur important, il faut placer la contagion d'un enfant par un autre déjà atteint de l'ophtalmie ; de même, l'infection du second œil indemne par le premier, seul atteint au début. L'apparition de l'ophtalmie sur le second œil, deux ou trois jours après le début de la maladie sur l'autre, ne peut s'expliquer autrement. La contamination a ici pour agent les doigts des personnes chargées du soin des enfants. Pour le second œil d'un enfant déjà pris d'un côté, l'inoculation virulente peut se faire si, par une faute d'attention, l'enfant a été couché sur le flanc et du côté de son œil indemne ; cette attitude permet au liquide purulent de couler directement de l'œil malade vers l'œil sain. Cette propagation de l'ophtalmie d'œil à œil ou de nourrisson à nourrisson est très fréquente dans les maternités ou les hospices d'enfants trouvés, par le fait de la négligence des nourrices et des gardes. Haussmann s'est livré à des recherches qui établissent que, dans une épidémie d'ophtalmie qui éclate dans les maternités, la proportion de celles qui sont dues à la contamination des nouveau-nés entre eux est de 25 à 40 0/0 environ.

En dehors de ces deux facteurs étiologiques, il en existe d'autres moins bien définis et que nous grouperions volontiers, suivant le mot de M. Budin, sous le terme de *circumfusa*, voulant exprimer par là que l'ophtalmie peut se produire par le fait d'un certain nombre d'accidents infectieux survenant dans l'entourage du nourrisson. C'est ainsi que les accoucheurs placés à la tête d'un service hospitalier ont assez fréquemment l'occasion d'observer l'éclosion de l'ophtalmie en coïncidence avec des crevasses ou des abcès du sein chez la mère, avec une suppuration du nombril de l'enfant atteint ou même du nourrisson voisin, avec un panaris superficiel existant au doigt d'une nourrice ou d'une garde, etc.

Existe-t-il encore d'autres causes capables de produire l'ophtalmie des nouveau-nés ? On pensait autrefois que la lumière éclatante, les refroidissements étaient la cause de l'ophtalmie purulente ; mais aujourd'hui cette manière de voir ne peut plus trouver de crédit auprès des médecins.

Toutes les fois qu'éclatera une ophtalmie après le cinquième jour de la naissance, la cause devra en être cherchée dans l'entourage de l'enfant, où existe, apparent ou caché, un foyer septique.

Toutefois, dans ces circonstances, ou en dehors de

la contagion par un enfant atteint d'ophtalmie grave, c'est la forme légère, catarrhale, de l'ophtalmie des nouveau-nés qui sera la conséquence de la contamination produite par ces *circumfusa*. Du pus, virulent d'ailleurs, mais provenant d'un abcès et non pas d'une ophtalmie, s'il est projeté dans l'œil, ne produira pas l'ophtalmie purulente, mais une inflammation catarrhale.

Sattler a fait, à cet égard, des expériences précises. Avec du sang corrompu, ou même de cultures pures de champignons de la putréfaction, il n'a pas réussi à provoquer l'apparition de l'ophtalmie purulente à forme grave, c'est-à-dire la vraie ; à celle-ci, il faut un agent d'une virulence spéciale, non spécifique cependant de la blennorrhagie, et qui a sa source première dans la sécrétion des parties maternelles.

Pour comprendre la nature de l'ophtalmie des nouveau-nés, il est nécessaire de connaître les lésions anatomiques et surtout les associations microbiennes qui se rencontrent dans cette maladie.

L'étude anatomique de la conjonctive enflammée a montré qu'il existait un épaississement du stroma papillaire de cette membrane muqueuse, et que cette hyperplasie portait surtout sur les vaisseaux. A la limite du derme papillaire et de l'épithélium existe, dans l'ophtalmie purulente et dans la conjonctivite aiguë, une néoformation intense de capillaires, lesquels sont dilatés en même temps qu'augmentés dans leur nombre.

L'épithélium, lui aussi, subit un épaississement et le nombre de ses couches cellulaires est augmenté.

Sous l'influence de l'inflammation conjonctivale, il se produit au niveau des vaisseaux dilatés une diapedèse abondante des cellules lymphoïdes, qui gagnent la surface libre de la muqueuse en entraînant avec elle une partie des cellules épithéliales; c'est là le mécanisme principal de la chute ininterrompue d'épithélium qui s'observe dans les ophtalmies purulentes.

Ce qu'il faut retenir de capital au point de vue de la connaissance des altérations anatomiques de cette maladie, c'est que toutes ces lésions de la conjonctive sont susceptibles de rétrograder *sans laisser de traces.*

A côté des désordres anatomiques et au premier plan, comme en étant l'origine, il faut placer les microbes pathogènes de ces infections suppuratives de la conjonctive.

C'est Neisser qui, le premier (*Centralbl. für d. med. Wissensch.*, 1879), a trouvé dans l'ophtalmie purulente gonorrhéique les cocci de la blennorrhagie. Ces microbes se présentent comme des coques arrondies se colorant par la fuschine et le violet de méthyle; on les trouve en liberté dans le liquide de la sécrétion conjonctivale, ou encore dans le protoplasma des globules de pus et des cellules épithéliales. Ce sont ces coques (d'après Bumm) qui, en pénétrant, à la suite de l'inoculation, entre les cellules de l'épithélium jusqu'au corps papillaire, produisent une irritation qui se traduit par une diapédèse abondante de globules blancs et une sécrétion fibrineuse, laquelle sert à lier ensemble et à envelopper ces globules de pus et les cellules épithéliales tombées par desquamation. On sait que les gonocoques ne peuvent se vérifier par les cultures, car celles-ci ne s'obtiennent que d'une façon incertaine et dans des conditions encore mal déterminées.

L'ophtalmie purulente est donc une maladie infectieuse, due à l'inoculation directe du germe pathogène et elle se traduit anatomiquement par des lésions à la fois catarrhales et parenchymateuses.

Le gonocoque de Neisser se trouve dans les ophtalmies des nouveau-nés qui relèvent directement d'une infection génitale maternelle. Lorsque l'ophtalmie a été causée par un foyer infectieux de l'entourage du ouveau-né, et surtout si l'ophtalmie n'est pas très violente, on ne rencontre pas alors le gonocoque caractéristique, mais le bacille que Weeks et Kartulis ont décrit comme étant propre à la conjonctivite catarrhale et qui est figuré par un petit bâtonnet assez court. Sattler a aussi cultivé, en pareil cas, le staphylocoque pyogène, mais on sait que, à l'état normal, la conjonctive non enflammée foisonne de staphylocoques et même de streptocoques.

C'est ici le lieu de discuter la nature propre de l'ophtalmie des nouveau-nés par comparaison avec d'autres affections infectieuses de la conjonctive, avec lesquelles certains auteurs la confondent, tandis que d'autres font de chacune de ces diverses maladies autant d'entités morbides différentes.

La conjonctive, en effet, même dans les premiers âges de la vie, et le fait s'observe encore assez souvent à la suite d'une ophtalmie aiguë des nouveau-nés, peut présenter diverses altérations chroniques, dont on distingue deux principales : l'une caractérisée par l'hypertrophie des papilles de la conjonctive tarsale, l'inférieure surtout, et s'accompagnant de phénomènes inflammatoires : c'est la forme connue sous le nom de conjonctivite folliculaire.

L'autre qui présente une pullulation plus ou moins accentuée de granulations semblables à des grains de sagou demi-transparents; ces granulations sont réparties dans les deux culs-de-sac conjonctivaux, et surtout à la paupière supérieure; c'est la conjonctivite granuleuse proprement dite et bien connue, ou le trachome, la variété qui, lorsqu'elle passe à l'état aigu, constitue l'ophtalmie d'Égypte.

Vis-à-vis de ces deux affections conjonctivales chroniques et de l'ophtalmie aiguë des nouveau-nés, les auteurs se divisent en deux camps d'opinion très différente.

Les uns (*dualistes*) considèrent le trachome comme une maladie essentielle, se développant sous l'influence d'un parasite spécifique et n'ayant rien à voir avec la conjonctivite folliculaire, qui serait, elle, l'état chronique d'une ophtalmie aiguë. L'ophtalmie purulente des nouveau-nés serait, bien entendu, aussi une affection à part. Cette théorie est surtout énergiquement défendue par Sœmisch.

Pour les autres (*unitaristes*), le trachome ne serait qu'un stade consécutif de la conjonctivite folliculaire et l'état chronique de l'ophtalmie purulente aiguë blennorrhagique. C'est la doctrine de Arlt et de son école, qui classifie ainsi les conjonctivites blennorrhagiques :

Blennorrhée	aiguë	Ophtalmie blennorrhagique (adultes).
		Ophtalmie des nouveau-nés.
	chronique	Forme granuleuse (trachome).
		Forme papillaire (folliculaire).

Pour défendre leur opinion, les dualistes font remarquer que le caractère principal et primordial du trachome, de l'ophtalmie granuleuse proprement dite, est une tendance à la formation de tissu cicatriciel, de lésions indélébiles du côté des paupières et même de la cornée. On reconnait toujours le vestige cicatriciel des anciennes granulations. La conjonctivite folliculaire, au contraire, et surtout l'ophtalmie aiguë des nouveau-nés guérissent sans laisser de traces. Ce caractère différentiel est le plus tranché ; il implique pour les deux affections chroniques de la conjonctive un pronostic et un traitement différents, qui ne permettent pas aux auteurs qui sont partisans de la théorie dualiste de penser qu'il puisse s'agir d'une seule et même maladie.

Ceux qui soutiennent l'opinion contraire ont à leur service des arguments qui ne sont pas d'un moindre poids. Les oculistes qui ont eu l'occasion d'observer des endémies de trachome, soit dans des écoles avec internat, dans les prisons, dans les casernes, soit des épidémies frappant toute une localité, ont toujours constaté le passage des formes légères, dites conjonctivites folliculaires, en trachome. Nuel et Leplat, pourtant ardents défenseurs de la théorie de Sœmisch, ont observé ainsi une endémie de trachome au Luxembourg et avouent que leurs convictions ont été ébranlées (*Annales d'Oculistique*, mars-avril 1889).

Goldzieher (*Société de Heidelberg*, 1881) a étudié, à l'Institut des aveugles de Budapest, une épidémie qui y avait été apportée par un garçon nouvellement entré, lequel avait perdu la vue à la suite d'une blennorrhagie aiguë. Les pensionnaires gagnèrent son mal et l'on put observer toutes les formes possibles de la blennorrhée chronique, jusqu'au réel trachome granuleux. Piringer (*La blennorrhée dans l'œil humain ;* Gratz, 1841) a, par ses expériences d'inoculation, obtenu, avec la même matière, les deux formes, sur différents individus, une fois même les deux formes sur les deux yeux du même individu. Sattler, enfin (*Société de*

Heidelberg, 1881), rapporte le cas d'une femme atteinte de pertes blanches peu abondantes, dont l'enfant fut atteint d'ophtalmie aiguë et qui communiqua par contagion à sa mère un vrai trachome.

C'est là, pour la question qui nous occupe, un exemple typique.

De son côté, par des recherches anatomo-pathologiques, Mutermilch est arrivé aux mêmes conclusions que les cliniciens unitaristes (*Annales d'oculistique*, janvier 1893). Il établit d'abord que toutes les expériences faites dans le but de démontrer l'existence d'un micro-organisme spécial spécifique du trachome sont restées sans résultat. On ne trouve dans les inflammations chroniques de la conjonctive que les mêmes organismes, lesquels d'ailleurs n'ont pas de signification spécifique. Puis, au point de vue de la lésion anatomique, la granulation trachomateuse ne peut se différencier de celle qui caractérise la conjonctivite folliculaire et pas davantage du gonflement du stroma conjonctival, qui se voit dans toute conjonctivite chronique. Ces diverses altérations ne sont que des états différents de l'infiltration lymphoïde qui se produit dans le tissu adénoïde sous-épithélial par la diapédèse des globules blancs.

Ce qui distingue seulement le trachome proprement dit de l'autre variété de conjonctivite chronique, c'est l'état de l'épithélium, qui dans l'ophtalmie granuleuse, s'épaissit et tend à l'épidermisation, tandis qu'il reste muqueux dans la conjonctivite folliculaire.

La cutisation de l'épithélium et la transformation de ses cellules cylindriques en pavimenteuses ne sont que l'évolution d'un processus unique et constituent un état plus avancé de la maladie.

En résumé, les recherches cliniques et anatomo-pathologiques tendent à réunir étroitement l'ophtalmie granuleuse et la conjonctivite folliculaire ; ces deux affections ne seraient que des états différents d'une même maladie chronique, laquelle pourrait être considérée comme la conséquence de l'ophtalmie blennorrhagique aiguë, soit qu'elle lui ait succédé immédiatement, soit qu'elle ait été produite directement à l'état chronique, par une sorte d'inoculation atténuée de l'affection aiguë. Le cas cité plus haut de Sattler en est un bon exemple.

La question en est là, car nombre d'auteurs n'admettent pas encore l'assimilation du trachome et de la conjonctivite folliculaire, et reconnaissent encore moins la filiation directe entre l'ophtalmie purulente aiguë et le trachome. Il importe, toutefois, de faire remarquer que l'opinion dualiste est surtout soutenue par ceux qui pratiquent dans les pays où le trachome est peu répandu et surtout où il affecte des formes peu sérieuses. Les oculistes qui observent dans les contrées où l'ophtalmie granuleuse est fréquente et grave, en Roumanie, dans les Provinces bulgares, en Russie, et qui, par là même, doivent avoir une autorité incontestée en la matière, sont tous unitaristes et avec la plus grande conviction.

Nous croyons, quant à nous, que l'inflammation conjonctivale aiguë avec une égale intensité de symptômes peut être le résultat d'infections différentes, puisque nous avons constaté que certaines ophtalmies étaient caractérisées par la présence du gonocoque, et d'autres, de signes peu différents, par le bacille de Weeks et Kartulis. Peut-être la tendance aux complications sera-t-elle sous la dépendance directe de la nature microbienne, étant plus grande avec le gonocoque et faible avec le bacille de Weeks. Ces ophtalmies pourront en outre, sous certaines influences, soit extérieures (climat, habitat), soit constitutionnelles (scrofule), passer à l'état chronique, et ces influences, étant diverses, auront justement pour résultat de déterminer une tournure différente dans l'évolution du processus de la conjonctivite chronique. Le catarrhe folliculaire ou le trachome seraient ainsi créés. L'inoculation atténuée d'une ophtalmie aiguë agirait de même.

TRAITEMENT

Prophylaxie. — Comme il s'agit d'une maladie éminemment infectieuse et contagieuse, on conçoit que le traitement prophylactique doive occuper une place prépondérante dans notre exposé; ce traitement, vis-à-vis de l'ophtalmie des nouveau-nés, doit tenir le même rang que la vaccination contre la variole. Pour en être convaincu, il suffit de consulter les statistiques multipliées qui ont été, depuis les travaux de Crédé, publiées sur la question.

Avant l'inauguration des mesures prophylactiques, la proportion des ophtalmies s'élevait à 10, 12, 15 0/0, et depuis lors elle a pu tomber, dans les meilleures conditions il est vrai, à 2, 1, 0.05, 0.1 0/0 et même plus bas. Et ces chiffres sont relevés, non sur une faible série d'accouchements, mais sur un nombre de plusieurs milliers, par Olshausen, Crédé, Kœnigstein.

Aujourd'hui, la méthode prophylactique de l'ophtalmie est connue généralement sous le nom de méthode de Crédé, bien que, dès 1875, Bischof eût commencé à préconiser la désinfection simultanée du vagin de la mère et des yeux de l'enfant. Toutefois, Crédé a eu le mérite de fixer définitivement la méthode par l'emploi du nitrate d'argent, qui donne, et de beaucoup, les meilleurs résultats, et par des statistiques abaissant presque à 0 la proportion des ophtalmies. Cet auteur relate, en effet, dans sa statistique une série de 1,600 nouveau-nés, n'ayant donné qu'un ou deux cas d'ophtalmie.

Le traitement prophylactique suivant la méthode modifiée de Crédé rigoureusement appliquée consiste en ces deux points :

1° Désinfecter le vagin de la mère, avant l'accouchement, par des irrigations répétées au sublimé ;

2° Aussitôt après la naissance, *avant la section du cordon*, essuyer les yeux de l'enfant avec une boulette de coton hydrophile, imbibée d'eau boriquée ou de sublimé ; puis, dans les paupières entr'ouvertes, laisser tomber une goutte de solution à 2 0/0 de nitrate d'argent.

Ce précepte d'instiller le nitrate d'argent avant la section du cordon signifie surtout que la plus grande hâte est nécessaire, et, pour le démontrer, Olshausen a dressé une double statistique des ophtalmies survenues dans les deux cas suivants :

Avec la désinfection *après* la section du cordon : 8,8 0/0 d'ophtalmies.

Avec la désinfection *avant* la section du cordon : 3,6 0/0 d'ophtalmies.

Olshausen employait seulement les lavages à l'eau phéniquée au titre de 2 0/0. En résumé, il faut pratiquer la désinfection des yeux de l'enfant dès que cela est possible, et, en tous cas, avant le bain.

La méthode de Crédé par l'instillation du nitrate d'argent subsistera-t-elle dans son intégrité ? Nous ne le pensons pas, car l'emploi du caustique ne va pas sans quelques petits inconvénients. D'abord, l'instillation du nitrate d'argent est suivie d'une réaction conjonctivale qui peut faire croire à l'envahissement de l'ophtalmie et qui pourrait même parfois la favoriser, a dit la commission allemande chargée d'examiner la méthode dans ses effets. La supposition, d'ailleurs, n'a rien que de fondé et la transformation de cette réaction conjonctivale, due à l'application caustique, en ophtalmie véritable a été constatée à la Maternité de Paris plusieurs fois.

Puis, la solution d'argent, même conservée en des flacons noirs, dans les maternités ou chez les sages-femmes, s'altère et devient, en certaines parties, neutre, en d'autres trop caustique. Enfin, il peut y avoir erreur, les étiquettes des flacons étant souvent altérées par le nitrate d'argent. Le cas s'est produit et la confusion a été faite avec de l'acide nitrique, au grand détriment des yeux du nouveau-né. En résumé, la méthode de Crédé reste surtout précieuse comme tendance générale à observer.

Il est évident que, s'il était possible que tous les accouchements fussent faits par des personnes très soigneuses, il ne serait presque pas nécessaire de se préoccuper de la puissance des agents antiseptiques à introduire dans l'œil. En effet, Bischoff a pu, par le simple emploi de l'eau pure, réduire le nombre des ophtalmies à 5,6 et 3,5 0/0 ; Kœnigstein, avec de l'eau phéniquée, fait tomber la proportion à 1,4 0/0. Mme Henry, sage-femme en chef de la Maternité de Paris, m'a donné une note concernant une longue série d'accouchements sans qu'une seule ophtalmie chez les nouveau-nés eût apparu, et ce résultat avait été obtenu par de simples lavages au sublimé à 1/2000 ; mais Mme Henry faisait les lavages elle-même et les avait répétés deux fois par jour. Dans tous ces procédés, le soin qu'on y met joue le premier rôle.

Or, lorsqu'on désire mettre un moyen de traitement, et surtout un traitement prophylactique, à la portée de tous, il importe avant toute chose de le simplifier à l'extrême et surtout de le rendre accessible aux gens les moins attentifs et aux plus négligents. A ce point de vue, les lavages ne seront jamais de mise, d'après nous, car, pour être efficaces, ils ont besoin d'être bien faits, avec un retournement parfait des paupières du nouveau-né. Il serait imprudent de compter sur la majorité des sages-femmes et des matrones qui, en province, pratiquent les accouchements, pour une telle besogne.

C'est donc pour arriver à un moyen simple, facile, sûr et ne présentant pas les quelques petits inconvénients de la méthode de Crédé que nous avons expérimenté avec la poudre d'iodoforme dans les services de MM. Tarnier et Bar, qui ont bien voulu nous prêter leur concours pour nos recherches. Celles-ci ont été publiées à l'Académie de médecine ; voir le *Bulletin*, séance du 4 août 1891, et dans les *Annales d'Oculistique*, août 1891. Les résultats de ces expériences ont été pleinement encourageants. La proportion des ophtalmies avec l'insufflation de poudre d'iodoforme, prise en comparaison avec ce que donnait la méthode de Crédé, employée auparavant, s'est montrée notablement moindre, presque de moitié moins forte, sur un chiffre de plusieurs centaines d'enfants.

Mais il y a encore autre chose à remarquer et de très important chez les enfants traités par cette méthode prophylactique, c'est ce double fait : que, d'une part, les ophtalmies qui surviennent malgré la prophylaxie par l'iodoforme ne sont que rarement graves et n'attaquent pas ordinairement la cornée, et que, d'autre part, on évite ainsi mieux que par toute autre méthode ces ophtalmies bâtardes, catarrho-purulentes, folliculaires, qui se développent chez les enfants chétifs, non point au troisième jour de la naissance, comme dans la blennorrhée classique, mais quelques jours plus tard.

Ainsi, dans le service du professeur Tarnier, depuis trois ans que l'iodoforme est employé, on n'a pas eu une seule perte d'œil à déplorer, pas même une altération cornéenne un peu sérieuse, tandis que la méthode de Crédé, auparavant mise en œuvre et avec autant de soins, laissait se développer parfois des ophtalmies redoutables.

Et ceci se comprend quand on a étudié la façon dont se comporte la poudre d'iodoforme dans les yeux des nouveau-nés. Cette poudre, très finement porphyrisée, se loge dans le fond des culs-de-sac conjonctivaux, où elle se cantonne sous la forme de filaments jaunâtres agglutinés par du mucus, et elle s'y maintient tellement longtemps, malgré le flux des larmes, qu'on l'y retrouve encore quelques jours après la naissance.

Il y a, de la sorte, une prolongation de l'action antiseptique qui explique, d'une part, le succès de la méthode et, d'autre part, le fait que les ophtalmies survenant malgré elle ne présentent qu'une virulence atténuée.

Rien de pareil ne s'observe avec le nitrate d'argent

en instillations ou même avec les lavages au sublimé ; ce sont là des topiques qui stérilisent le champ oculaire, il est vrai, mais dont l'action est aussitôt éteinte. Et cependant, au point de vue de l'infection à venir qu'il s'agit d'empêcher, il importe d'obtenir en quelque sorte une permanence de l'asepsie de la conjonctive; c'est ce que nous donne l'iodoforme dans une bonne mesure et ce que nous avons obtenu aussi avec un nouvel antiseptique très curieux : l'aldéhyde formique ou formol (Voir *Bulletins de la Société française d'ophtalmologie*, 1893, ou *Annales d'Oculistique*, juillet 1893).

Quoi qu'il en soit, pour le moment, l'emploi de l'iodoforme nous donne toute satisfaction, et cette méthode constitue un moyen au moins aussi sûr que le nitrate d'argent employé par Crédé et le jus de citron préconisé par M. Pinard, à qui il a donné d'excellents résultats (1). Pour remplir complètement les *desiderata* exposés plus haut, cette méthode est-elle simple ?

C'est ce dont il est aisé de se rendre compte.

Rien n'est plus facile, en effet, que l'emploi de cette méthode, dont nous avons donné les règles dans nos publications antérieures.

Dès la naissance et avant la section du cordon (à moins de circonstances particulières, telles que l'asphyxie du nouveau-né, par exemple), essuyer doucement les paupières de l'enfant avec un tampon d'ouate

(1) Nous savons qu'actuellement M. Pinard a abandonné le jus de citron et qu'il emploie, dans la prophylaxie de l'ophtalmie des nouveau-nés, l'instillation d'une solution d'acide citrique à 5 p. 100. Les recherches sur ce point n'ont point encore été publiées, mais ses résultats sont au moins égaux à ceux observés avec le jus de citron en nature.

hydrophile, imprégné ou non d'une solution antiseptique.

Après avoir ainsi débarrassé les cils et les bords palpébraux de leur matière grasse, écarter les paupières et insuffler une certaine quantité de poudre d'iodoforme très finement porphyrisée.

Inutile de renouveler l'insufflation.

L'emploi de l'iodoforme ne donne pas lieu à de la réaction conjonctivale comme avec le nitrate d'argent; cette substance est, de plus, inaltérable et impossible à confondre avec une autre; elle peut enfin être laissée sans danger aux mains des sages-femmes.

Mais il ne s'agit pas seulement de fixer une méthode de prophylaxie, il en faut assurer la vulgarisation par l'intermédiaire des deux catégories d'individus qui entourent constamment le nouveau-né : la sage-femme et les parents.

On a déjà proposé de répandre chez toutes les sages-femmes une instruction très claire et très concise, concernant les mesures prophylactiques si simples que nous venons d'exposer. C'est bien, mais ce n'est pas assez.

Nous voudrions que les sages-femmes eussent l'*obligation*, sous une pénalité qu'il appartiendrait au législateur de déterminer, de faire la déclaration des ophtalmies purulentes qui naitraient entre leurs mains et, dès les premiers symptômes, d'*appeler un médecin*. L'expérience de chaque jour nous apprend, en effet, que les sages-femmes détournent les parents de consulter ailleurs plutôt que de les y engager, et les enfants nous sont apportés au huitième ou au dixième jour de l'ophtalmie, et aveugles. Une loi en ce sens ne diminuerait pas les ophtalmies, mais elle diminuerait les cécités qui en sont la conséquence.

L'expérience a, du reste, été faite, et, en Autriche et en Suisse où règne cette obligation, Horner a vu, depuis la promulgation de la loi, la proportion des aveugles par l'ophtalmie purulente diminuer notablement dans les asiles.

Les Américains, gens pratiques, n'ont pas tardé à reconnaître que cette mesure était la seule susceptible de donner quelques résultats. Appliquée déjà dans l'État de New-York, une loi dans ce sens va être promulguée bientôt dans toute la république des États-Unis (1).

(1) *Texte de la loi de l'État de New-York.*

Article premier. — Aussitôt qu'une sage-femme ou qu'une nourrice ayant la charge d'un enfant âgé de moins de deux semaines s'apercevra que l'enfant a un œil ou les yeux enflammés, elle devra transmettre le fait par écrit, dans les six heures, au médecin ou à l'officier de santé du lieu où résident les parents de l'enfant.

Art. 2. — Toute contravention à l'article précédent sera punie d'une amende qui ne pourra dépasser 100 dollars ou d'un emprisonnement qui ne pourra excéder six mois. Dans certains cas, l'amende et l'emprisonnement pourront être prononcés simultanément.

Art. 3. — Les dispositions précédentes seront appliquées et mises en vigueur le 1er septembre 1889.

Depuis cette époque, les effets de cette loi ont été tellement satisfaisants que des arrêtés semblables ont été pris en 1893 dans le Maine, l'Ohio, la Pensylvanie, l'Illinois, le Minnesota et le Canada.

En France, l'Académie de médecine et le Comité consultatif d'hygiène ont voulu prétendre au même résultat si victorieusement et si simplement atteint en Suisse, en Autriche, aux États-Unis. Pour cela faire, ces assemblées ont trouvé à propc de comprendre l'ophtalmie des nouveau-nés parmi la liste des maladies épidémiques dont la déclaration est obligatoire depuis un arrêté tout récent.

Qu'on nous permette d'indiquer quelles sont les conséquences

Enfin, les parents eux-mêmes devraient être utilisés comme agents de propagation de cette idée que l'ophtalmie des nouveau-nés est une maladie grave et pour

singulières et inattendues de cette façon de comprendre la question.

L'article 15 de la loi du 30 novembre 1892 sur l'exercice de la médecine est ainsi conçu :

« Tout docteur, officier de santé, sage-femme, est tenu de faire à l'autorité publique, son diagnostic établi, la déclaration des maladies épidémiques tombées sous son observation et visées dans le paragraphe suivant...

Et alors suit une liste de maladies épidémiques, fixée par un arrêté ministériel tout récent et qui, sur l'indication de l'Académie de médecine et du Comité consultatif d'hygiène, contient l'ophtalmie des nouveau-nés.

Cette adjonction de l'ophtalmie des nouveau-nés à la liste des maladies épidémiques a été faite uniquement en vue des sages-femmes et pour les contraindre à une divulgation des ophtalmies qui en permettrait le traitement.

Or, comme l'a fait remarquer le directeur de la *Semaine Médicale* dans des réflexions sur le texte de la nouvelle loi, celle-ci porte bien, en son article 15, que la sage-femme est tenue de faire à l'autorité publique la déclaration des cas de maladies épidémiques tombées sous son observation ; mais, en son article 21, relatif aux pénalités pour infractions à l'article 15, elle ne mentionne que le docteur ou l'officier de santé. Donc, comme en matière pénale les prescriptions sont de droit étroit, il s'ensuit que la sage-femme ne peut être condamnée à une peine quelconque en cas de non-déclaration.

Par conséquent, la sage-femme, que seule on désire frapper, est la seule qui échappe, et l'on ne voit pas en quoi le nombre des enfants atteints de cécité à la suite d'ophtalmie pourra être diminué par l'application de la nouvelle loi.

Par contre, elle oblige le médecin et l'officier de santé à une déclaration dont les conséquences sont inutiles autant que désagréables.

On sait, en effet, que l'ophtalmie des nouveau-nés n'est pas épidémique ni contagieuse à la manière de la diphtérie ou même de la fièvre typhoïde. Il n'est besoin ici ni de laver les murailles, ni d'étuver les tentures, ni de condamner la porte ou la maison. Si la déclaration doit entraîner, comme cela est vraisemblable, l'application d'une méthode générale de désinfection se rapprochant des mesures que nous venons d'indiquer, laquelle un médecin ne saurait être appelé trop tôt. En Suède, il existe, dit Widmark, un almanach tellement répandu que tous les ouvriers et les paysans le lisent. Dans cet almanach, et en bonne page, on a imprimé les mesures essentielles de la prophylaxie des nouveau-nés. Depuis lors, et malgré la rareté des médecins dans ce pays, par le fait principal de l'initiative des parents, la proportion de l'ophtalmie des nouveau-nés est tombée à 32 0/0! Est-il rien de plus démonstratif?

on peut juger déjà de ce que tout ce tapage aura de désagréable et surtout d'irrationnel en cas d'ophtalmie des nouveau-nés.

En somme, l'Académie a eu la bonne pensée de vouloir contraindre les sages-femmes à faire connaître les cas d'ophtalmies qui naîtraient entre leurs mains, persuadée, et avec raison, que c'était là le seul moyen de diminuer la très grande proportion d'aveugles que cause l'ophtalmie purulente.

En fait, le résultat fâcheux est le suivant: 1° que les sages-femmes échappent à l'obligation pénale, ce qui revient à dire qu'elles n'en ont aucune; 2° que les médecins, par contre, sont tenus de déclarer l'ophtalmie purulente comme maladie épidémique, ce qui alors est inutile et va justement tout à côté du but proposé.

Pourquoi ne pas adopter un texte qui dise sans équivoque ce qu'il faut obtenir? Il ne s'agit pas d'une déclaration, à l'autorité civile, d'une maladie épidémique susceptible d'étendre ses ravages; nullement. Il s'agit d'une affection dangereuse seulement, ou presque, pour celui qui la porte, mais dangereuse à ce point que tout retard apporté à son traitement peut être et est, en fait, funeste.

On sait que les sages-femmes négligent de soigner les enfants atteints d'ophtalmie; c'est cela qu'on veut empêcher.

Il n'y a donc qu'une chose à faire : imiter l'Amérique simplement, et, par un texte de loi très net, contraindre les sages-femmes à appeler sans retard le médecin voisin, avec le luxe d'une déclaration à l'autorité civile si l'on veut.

Cette déclaration, qui est le superflu, est d'ailleurs la seule chose imposée par la loi actuelle et justement à tout le monde, sauf aux sages-femmes.

C'est bien précisément le contraire de ce qu'il faudrait. — (*Note de l'auteur*).

En France, aucune publication ne saurait remplir le but complètement. Fieuzal avait bien indiqué le livret de famille comme très propre à recevoir l'inscription de nos pratiques de prophylaxie ; mais ce livret ne se trouve pas au chevet de toutes les accouchées, et nous voudrions une mesure plus générale.

Aussi proposerions-nous plutôt d'étendre à tout le pays la règle que Brière avait fait jadis adopter au Havre et qui consistait à faire remettre aux parents, lors de la déclaration de l'enfant à la mairie, une instruction relative aux dangers de l'ophtalmie des nouveau-nés et à la nécessité de recourir au médecin dès les premiers symptômes. Cette instruction pourrait être jointe à celle qui émane de l'Académie de médecine et qui est déjà distribuée dans les mairies, mais où il n'est nullement question de l'ophtalmie du nouveau-né. Au besoin, le médecin de l'état civil chargé de la vérification des naissances aurait la mission d'appuyer la remise de ce document de ses conseils autorisés.

Si, par ce moyen, la maladie ne peut être évitée, la gravité des accidents consécutifs en sera presque certainement prévenue et la cécité par le fait de l'ophtalmie purulente deviendra rare.

Et, si l'on songe qu'il existe en France une moyenne de 11,000 aveugles indigents, dont plus d'un tiers représentent des victimes de l'ophtalmie purulente, que ces aveugles coûtent, environ, 1,500,000 francs annuellement aux bureaux de bienfaisance ou à l'Assistance publique, on reconnaîtra qu'une réforme tendant à en diminuer le nombre serait non seulement humanitaire, mais encore des plus avantageuses au point de vue de la prospérité des finances publiques.

Traitement de l'ophtalmie purulente. — Au premier stade, alors qu'il n'existe qu'une sécrétion transparente et pas de pus, suivant la pratique de Horner, *nous évitons les cautérisations*, pour nous borner aux irrigations antiseptiques d'une solution d'acide borique ou de sublimé à 1/5000. Si le gonflement palpébral est très accentué, au sublimé nous conseillons de substituer la solution de naphtol (*alpha*) à 1/5000, qui a pour propriété de faire tomber le gonflement (Voir nos travaux sur le naphtol, *Bull. de la Soc. d'Opht. de Paris*, 1888). Nous supprimons d'autant plus volontiers le sublimé que cette substance, même à faible concentration, a une action nuisible sur la conjonctive des enfants, dont elle altère l'intégrité en la durcissant. Il vaut mieux employer une autre substance antiseptique, même plus faible.

Un bon traitement de cette période initiale consiste dans l'instillation répétée d'une solution à 1/100 de notre formol.

A la deuxième période, avec la suppuration, les cautérisations deviennent nécessaires et doivent être prescrites très rigoureusement.

Deux fois dans les vingt-quatre heures, les paupières seront retournées et la muqueuse touchée avec un pinceau volumineux trempé dans une solution de nitrate d'argent à 3/100. Après la cautérisation, la neutralisation immédiate à l'eau salée est nécessaire.

Au lieu de la solution de nitrate d'argent à 3 0/0, on peut employer le crayon solide mitigé, par parties égales, de nitrate d'argent et de nitrate de potasse.

Dans l'intervalle des cautérisations, et le plus souvent possible pour empêcher la stagnation du pus, seront pratiquées des irrigations antiseptiques, soit au naphtol, soit à l'acide borique, mais préférablement avec le liquide suivant :

Eau distillée stérilisée.........	1.000 grammes.
Extrait thébaïque.............	0,10 centigr.

Qu'on peut préparer soi-même en mettant dans un litre d'eau bouillie et chaude *dix gouttes* d'une solution titrée (qui se conserve facilement), composée de :

Eau stérilisée................. }	āā 2 grammes.
Glycérine..................... }	
Extrait thébaïque.............	1 gramme.

Cette solution thébaïsée, qui n'est que la formule scientifique de la décoction de pavot, est d'un usage parfait pour diminuer la suppuration des surfaces muqueuses, en même temps qu'elle atténue les phénomènes douloureux. Son emploi nous a été proposé par M. Tarnier, qui en a expérimenté les excellents effets dans les vaginites intenses. Depuis quelques années que nous usons de cette solution, nous pouvons affirmer que ses effets sont incontestablement meilleurs que ceux des solutions antiseptiques ordinaires, et surtout que le sublimé. L'acide borique en solution représente, ou peu s'en faut, de l'eau ordinaire ; le naphtol offre des indications spéciales et limitées ; le sublimé n'est pas sans avoir sur la conjonctive un effet altérant et un peu fâcheux à l'usage ; le permanganate de potasse, vanté dans ces temps derniers, ne nous a pas donné de très bons résultats dans les ophtalmies des enfants du premier âge. En résumé, si les antiseptiques sont de mise dans la première période de l'ophtalmie, avant la suppuration et au moment où l'on peut tenter de la faire avorter, nous n'hésitons pas, au moment de la suppuration, à recommander l'usage de la solution thébaïsée comme étant la plus propre à diminuer la production du pus.

A quelle température doit-on employer ces irrigations? C'est là une question importante à résoudre et qui n'est pas encore tranchée. Naguère, on prescrivait les applications glacées pour tempérer l'excès des phénomènes inflammatoires et suppuratifs; actuellement, il semble que ce but soit mieux atteint par des irrigations très chaudes. En tous cas, c'est une température extrême qu'il faudra donner au liquide employé aux irrigations; mais, d'après notre expérience personnelle, la chaleur est préférable à la basse température, tant pour amener la chute des symptômes inflammatoires que, et surtout, pour maintenir l'intégrité de la cornée. Nous employons notre solution thébaïsée à la température de 40° à 45° centigr.

Nous avons essayé aussi le traitement de Burchardt qui consiste à remplacer les cautérisations au nitrate d'argent par une double irrigation quotidienne d'une solution à 1/1000 de nitrate d'argent largement employé. Ce traitement nous a donné d'assez bons résultats, mais nous n'osons le conseiller que dans les cas peu graves.

A cette période d'état de l'ophtalmie, le traitement consistera donc essentiellement en irrigations thébaïsées fréquentes très chaudes et en cautérisations biquotidiennes à la solution à 3 0/0 de nitrate d'argent. Cette thérapeutique, qui est simple, devra, pour être efficace, être suivie rigoureusement, et pour cela les cautérisations doivent être exécutées avec le plus grand soin et de la manière suivante : on lavera préalablement l'extérieur des paupières, les bords palpébraux et les sourcils avec du coton trempé dans une solution antiseptique. Puis, écartant les paupières, on étanchera soigneusement tout le pus épanché dans la profondeur des culs-de-sac (1).

Ceci fait, on retournera les deux paupières à fond et, maintenant celles-ci avec les deux doigts ou avec le secours de l'aide (2), on passera le pinceau imbibé de nitrate d'argent sur les deux bourrelets de la muqueuse, lesquels, adossés, empêchent le liquide caustique de fuir jusqu'à la cornée.

Il est même préférable, pour cautériser plus profondément la muqueuse du cul-de-sac, de ne pas retourner les deux paupières à la fois, mais de répéter la manœuvre sur chaque paupière isolément. De la sorte, on évite d'avoir recours à un aide et le cul-de-sac est mieux atteint.

En snivant cette pratique, on arrivera toujours à cautériser le fond des culs-de-sac et il deviendra très rarement nécessaire de recourir au débridement de l'angle externe des paupières pour en permettre le complet retournement.

Aussitôt après la cautérisation, on neutralisera en passant un second pinceau imbibé d'eau salée. Un lavage quelconque suffirait d'ailleurs, pourvu qu'il fût fait avant que les doigts aient lâché les paupières.

Cette cautérisation sera renouvelée deux fois par jour; de grands lavages avec le coton ou la seringue, ou mieux un réservoir irrigateur avec embout spécial, seront pratiqués, très fréquemment, aussi souvent

(1) Pour exécuter cette manœuvre, l'enfant sera maintenu renversé sur le dos et la tête prise entre les deux cuisses de l'opérateur.

(2) L'assistant d'une main maintiendra l'enfant et de l'autre viendra en aide à l'opérateur en tirant un peu sur la paupière inférieure, pour la tenir écartée.

que possible. L'indication consiste à empêcher le pus de séjourner dans l'œil (1).

Quand, après quelques jours de ce traitement, on voit diminuer le gonflement de la muqueuse et la quantité du pus sécrété, on peut en même temps abaisser à 2 0/0 le taux de la solution d'argent, les cautérisations et les lavages restant d'ailleurs les mêmes.

Plus tard, avec une amélioration plus grande encore, on se contentera d'une solution de nitrate d'argent à 1 0/0, employée seulement en instillations, et biquotidiennes, dans la cavité conjonctivale. Les lavages deviendront aussi moins fréquents et la manœuvre de la cautérisation se trouvera supprimée.

Cette période ultime de la maladie est celle qui se prolonge le plus; elle peut, lorsque le gonflement de la muqueuse prend un aspect chronique et trachomateux, durer quelques semaines, avec une persistance marquée de la suppuration, qui parfois même devient de plus en plus abondante.

Contre cet état de choses et lorsqu'on aura reconnu l'inefficacité du nitrate d'argent dont l'action semble épuisée, on essaiera des attouchements pratiqués avec un cristal de sulfate de cuivre ou mieux un cristal d'alun (le cuivre convient aux cas franchement granuleux). A ce moment, les irrigations seront remplacées par de simples lavages avec du coton imbibé de solutions antiseptiques.

Généralement, lorsqu'il n'existe pas de complica-

(1) Ces irrigations seront pratiquées à l'aide d'un réservoir muni d'un tube en caoutchouc, armé à son extrémité, soit d'une canule mousse, soit d'un écarteur perforé, soit de tout autre embout spécial. La quantité du liquide injecté chaque fois ne doit pas être inférieure à un demi-litre.

tions cornéennes, l'effection dure de deux à trois semaines; elle peut se prolonger pendant deux mois et plus, si la conjonctivite, devenant folliculaire ou trachomateuse, nécessite le traitement que nous venons d'indiquer.

S'il existe des complications, c'est-à-dire des lésions cornéennes, les cautérisations doivent-elles être abandonnées? Telle est la question qui se pose en cas d'ulcération de la cornée, car on connaît l'action fâcheuse des caustiques sur une perte de substance cornéenne.

Il faut savoir que, si l'action du nitrate d'argent est à craindre, celle du pus septique baignant sans cesse la plaie cornéenne est plus redoutable encore. Il convient donc, avant tout, de s'attacher à guérir les symptômes de l'ophtalmie le plus rapidement possible.

En résumé, le traitement ordinaire par les caustiques sera continué, mais en exagérant encore les précautions destinées à éviter le contact direct du nitrate d'argent et de la cornée. Pour réaliser ce but, il importe que les deux faces muqueuses des paupières restent hermétiquement accolées pendant la cautérisation et la neutralisation. On évitera plus sûrement encore l'introduction du liquide caustique dans la profondeur des culs-de-sac en retournant et cautérisant la muqueuse de chaque paupière séparément.

Ensuite et comme topique cicatrisant de l'ulcère cornéen, on introduira dans la cavité oculaire, avec un petit pinceau, un peu de pommade iodoformée à la dose suivante :

Vaseline........................	10 grammes.
Iodoforme porphyrisé........	0,50 centigr.

Lorsque la suppuration est très abondante et qu'en

même temps il existe de ces lésions cornéennes, on pourra essayer l'usage du terpinol, qui a pour effet de diminuer la sécrétion de la muqueuse. La pommade précédente sera ainsi modifiée :

Terpinol..................... Huile de vaseline...............	} āā 5 grammes.
Iodoforme.....................	0,50 centigr.

Ou :

Terpinol..................... Huile d'amandes douces........	} āā 5 grammes.
Iodoforme.....................	0,50 centigr.

Certains auteurs y ajoutent l'instillation d'un collyre à l'ésérine, qui favorise, dit-on, la résorption des globules de pus renfermés dans l'ulcère ou l'abcès de la cornée ; d'autres, ayant en vue les symptômes ordinaires de la kératite, préfèrent l'atropine.

Le médicament important est l'iodoforme, qui a une action réellement efficace sur la cicatrisation de l'ulcération cornéenne ; son application sera prolongée jusqu'à ce que l'ulcère soit fermé ou l'abcès résorbé ; même on pourra la continuer encore quelque temps, car, sous son influence, la cornée opacifiée en partie s'éclaircit parfois notablement.

Grâce à l'application de notre pommade iodoformée, j'ai vu bien souvent des ulcères étendus et profonds de la cornée, qui m'inspiraient, dès l'abord, de vives inquiétudes, disparaître sans laisser de traces appréciables.

Lorsque l'évolution d'une ophtalmie accompagnée de lésions cornéennes est entièrement terminée, il peut subsister les altérations suivantes : 1° un leucome plus ou moins étendu ; 2° un leucome adhérent ; 3° un staphylome.

Nous aurons à étudier, dans la seconde partie de cet ouvrage, les opérations qui peuvent convenir à ces divers états et qui ne sont généralement guère pratiquées qu'après quelques mois au moins. Disons seulement que, lorsqu'il existe un leucome adhérent et surtout un staphylome, il faut craindre qu'en raison des conditions nouvelles et très défectueuses de nutrition que présente cet œil il ne se fasse des poussées glaucomateuses, lesquelles finissent par amener le développement d'une buphtalmie. L'œil grossit outre mesure et, la tension augmentant, les membranes visuelles arrivent à perdre toute vitalité. Pour éviter cette redoutable complication, je conseille l'instillation prolongée (jusqu'à l'opération curative) d'un collyre à l'ésérine. J'ai ainsi maintenu, dans des limites normales, des staphylomes à tendances progressives, et, dans plusieurs cas même, j'ai réussi à faire rétrograder une buphtalmie déjà commencée.

II

CONJONCTIVITE CATARRHALE

(*Catarrhe conjonctival*).

C'est une forme excessivement atténuée d'ophtalmie purulente, ou plutôt c'est une affection d'un aspect et d'un pronostic tellement différents de la précédente, qu'il est impossible de les confondre longtemps.

Symptômes. — La conjonctivite catarrhale est caractérisée par deux signes principaux et qui sont presque les seuls : une rougeur uniforme de la conjonctive palpébrale, sans gonflement; de la sécrétion muco-purulente de moyenne ou de faible abondance.

Il n'existe pas d'œdème des paupières, comme dans l'ophtalmie purulente, et la conjonctive bulbaire n'est généralement pas atteinte par le catarrhe, ou l'est fort peu; il ne se forme jamais de chémosis.

L'enfant ne tient pas ses yeux fermés, comme dans l'ophtalmie purulente; il les ouvre, au contraire, assez facilement, sans être gêné par le très léger gonflement palpébral.

On s'aperçoit alors que le bord des paupières est

quelque peu rouge et humide ; la conjonctive bulbaire apparaît plus ou moins rosée. Aux angles de l'œil, surtout à l'angle interne, se voient généralement des mucosités jaunâtres.

Si on déprime la paupière inférieure, on aperçoit la conjonctive bulbaire d'un rouge très foncé, mais unie et sans villosités. Cette rougeur se prolonge jusqu'au fond des culs-de-sac et, en ce point, on remarque un filament de muco-pus concret, qui constitue le signe caractéristique de la maladie.

La paupière supérieure, retournée, montre la même coloration d'un rouge foncé, mais aucune sécrétion n'est mise à découvert dans cette manœuvre.

Pendant la nuit, la matière sécrétée, qui ne trouve plus à s'échapper hors des paupières, se dessèche sur les bords palpébraux et les agglutine.

Ces symptômes se prolongent, sans s'aggraver ordinairement, pendant un ou deux septénaires, au maximum, puis tout rentre dans l'ordre. Si la conjonctivite est simplement catarrhale, il ne reste après elle aucune formation papillaire de la conjonctive, et ce n'est que tout à fait exceptionnellement qu'il survient des complications cornéennes. Ces ulcérations cornéennes se manifestent sous la forme de petites pertes de substance semi-lunaires, situées à proximité du limbe et elles sont produites par l'assemblage de minuscules infiltrations punctiformes de la cornée. Ces ulcérations d'ailleurs sont peu graves et ont pour suite ordinaire l'établissement d'un leucome fort petit et situé de façon à ne gêner en rien l'exercice de la vision. Ces complications sont très rares.

Lorsque le catarrhe conjonctival, s'il n'est pas la suite d'une ophtalmie grave et s'il ne coïncide pas avec un état général défectueux, se prolonge au delà de quinze jours et résiste aux efforts d'un traitement rationnel, il devra être considéré comme symptomatique et on en cherchera la cause dans une obstruction des voies lacrymales.

L'obstruction des voies lacrymales n'est, en effet, pas rare chez le nouveau-né et s'observe soit sur un œil, soit plus rarement des deux côtés à la fois. Les symptômes consistent dans un catarrhe conjonctival, auquel s'ajoute un larmoiement très marqué; la conjonctive est aussi, dans ce cas, plutôt villeuse au lieu d'être lisse et de présenter une coloration rouge uniforme. Cependant, si ce dernier caractère n'est pas assez marqué, on pourra très bien prendre pour un catarrhe simple un état catarrhal symptomatique d'une obstruction des voies lacrymales.

Le diagnostic sera éclairé par la pression sur la région du sac lacrymal, laquelle, en cas d'obstruction, fait sourdre hors des points lacrymaux un liquide plus ou moins épais.

Il n'entre pas dans le cadre de ce volume de traiter les affections des voies lacrymales de l'enfant; disons toutefois que cette dacryocystite du premier âge se traite d'abord et souvent avec succès par de simples instillations d'un collyre caustique. Si ce moyen reste insuffisant, on arrive facilement à obtenir la guérison par un léger débridement, suivi de quelques canalisations des voies lacrymales.

Étiologie. — Les causes de la conjonctivite catarrhale du nouveau-né doivent être cherchées en dehors d'une infection qui se serait produite au moment de la naissance.

Cette variété de conjonctivite peut bien être causée

par le froid, sous la forme vulgaire d'un courant d'air ou d'une exposition à l'air humide ; mais le plus souvent, sinon peut-être toujours, elle est due à une infection.

Seulement, cette infection ne provient pas ordinairement des actes de l'accouchement, car le début de cette conjonctivite catarrhale ne se fait nullement dans les limites précises d'une incubation microbienne, du troisième au cinquième jour de la naissance, comme dans l'ophtalmie purulente. On la voit survenir, en effet, à toutes les périodes de la vie du nouveau-né, et jusqu'à quinze jours après la naissance. Il est vraisemblable que ce sont les *circumfusa*, dont nous avons déjà parlé, qui jouent ici le rôle primordial dans l'étiologie. Il suffit d'un foyer d'infection dans l'entourage : abcès du sein de la mère, panaris superficiel de la nourrice ou d'une garde, etc., pour qu'une conjonctivite catarrhale puisse prendre naissance. Quand le germe est transporté sur la conjonctive par l'intermédiaire de l'air, c'est-à-dire quand il n'existe pas de foyer infectieux reconnu dans l'entourage du nouveau-né, on incline à penser qu'il s'agit dû micro-organisme vu d'abord par Kartulis en Égypte et décrit par Weeks, puis par Morax, comme étant le microbe pathogène de la conjonctivite catarrhale. La question n'est d'ailleurs pas résolue d'une façon définitive, à cause de la multiplicité des micro-organismes que l'on rencontre en pareil cas ; toutefois, le bacille déposé sur la conjonctive humaine détermine une conjonctivite aiguë. Morax l'a expérimenté sur lui-même.

D'après Weeks (1) et Morax (2), qui l'ont complète-

(1) Weeks, The pathogenic microbe of acute catarrhal conjunctivitis. *The med. Record*, 21 mai 1887.

(2) Morax. *Étiologie des conjonctivites*, Thèse de Paris, 1894.

ment étudié, ce microbe spécifique de la conjonctivite catarrhale se présente comme un bacille très fin, immobile, rappelant celui de la septicémie des souris. Les cultures s'obtiennent difficilement et sur de l'agar liquide seulement.

Pronostic. — Le pronostic de cette affection est certainement bénin; toutefois, elle est contagieuse, et, à ce titre, il est nécessaire de prendre des précautions, la transmission étant susceptible, par le transport sur un autre terrain, d'augmenter sa virulence.

Traitement. — Le traitement consistera dans des lavages à la solution boriquée ou thébaïsée et dans des instillations biquotidiennes de quelques gouttes de la solution suivante :

Eau distillée......................	10 grammes.
Nitrate d'argent...................	0,10 centigr.
Laudanum de Rousseau..........	X gouttes.

Filtrer.

Les lavages seront employés tièdes et répétés autant de fois qu'il sera nécessaire pour maintenir la propreté des culs-de-sac conjonctivaux.

III

CATARRHE CONJONCTIVAL DES PRÉMATURÉS

Chez des enfants qui naissent avant terme ou chez ceux qui, étant venus à terme, sont chétifs et malingres pour quelque raison que ce soit (les accoucheurs désignent tous ces enfants sous le nom générique de « prématurés »), on observe souvent un état catarrhal de la conjonctive qui ne peut être confondu ni avec l'ophtalmie purulente vraie, ni avec la conjonctivite catarrhale qui vient d'être décrite.

Ce catarrhe des prématurés se comporte d'une façon toute spéciale.

Symptômes. — Le signe caractéristique et presque unique est un écoulement purulent d'une abondance extrême.

Le pus s'échappe à flots hors des paupières dès qu'on les entr'ouvre; l'écoulement se présente dès le début et pendant toute l'évolution de la maladie avec l'aspect d'un pus jaune pâle, presque blanc, très crémeux et épais. Il n'y a au début et comme écoulement prodromique ni liquide citrin, ni sécrétion jaune foncé.

Les paupières sont peu ou pas gonflées et n'offrent aucun changement de coloration.

La conjonctive palpébrale est d'un rouge pâle, mais surtout très épaisse et villeuse.

Les villosités, presque des végétations, recouvrent la conjonctive palpébrale et remplissent les culs-de-sac; la conjonctive bulbaire est d'ordinaire fort peu atteinte et n'offre pas de chémosis. Les mêmes altérations se voient à la paupière supérieure aussi bien qu'à l'inférieure, mais les villosités sont plus nombreuses et plus longues à la paupière du bas.

Cet état de choses a ceci de particulier qu'il est susceptible de se prolonger, sans changements d'aucune sorte, ni aggravation, ni amélioration des symptômes, et sans être influencé par le traitement, pendant un temps quelquefois assez long : plusieurs semaines, un ou deux mois. Pendant tout ce temps, la sécrétion conserve ses caractères d'abondance, d'épaisseur, et la conjonctive reste villeuse et rouge pâle.

Il est curieux d'observer la permanence de l'intégrité parfaite de cornées baignées constamment pendant des semaines par des flots de pus épais; ceci donnerait à penser que la virulence de cette sécrétion purulente est faible, puisqu'on sait que les complications cornéennes sont plutôt en raison directe, non pas des modifications anatomiques de la conjonctive (chémosis), mais de la qualité de virulence du liquide de la sécrétion. Les ulcérations cornéennes sont dues ordinairement à l'intervention du streptocoque.

Le catarrhe des enfants prématurés ou chétifs peut donc persister pendant plusieurs semaines, sans entraîner le moindre dégât de la cornée; il n'en est toutefois pas toujours ainsi.

Il arrive encore assez souvent que le catarrhe des enfants prématurés s'accompagne de complications du côté de la cornée. Dans ces cas, la cornée est prise, dès le début, presque en même temps que la conjonctive elle-même et la lésion affecte généralement l'aspect de la kératomalacie; c'est-à-dire que la cornée devient rapidement et uniformément grise, qu'elle se ternit, se ramollit, puis s'affaisse et s'ulcère. C'est un état très grave et qui coïncide généralement avec un état très avancé de cachexie infantile.

Il n'est pas rare, d'ailleurs, de voir succomber ces enfants « prématurés » atteints du catarrhe conjonctival, non pas à cause de la complication oculaire, bien entendu, mais par suite des progrès de l'athrepsie.

Au point de vue étiologique, il est à peine besoin de dire qu'il s'agit ici, comme dans toute ophtalmie, d'une infection probablement faible de qualité, mais dont l'évolution tire sa caractéristique du terrain spécial et de la déchéance organique particulière aux enfants chétifs ou prématurés. Pour la même raison, et même s'il n'existe pas de complications du côté de la cornée, le pronostic de cet abondant catarrhe est sombre, surtout au point de vue de la vie. D'ailleurs, l'abondance même de la sécrétion est un danger et constitue une source de déperdition de forces pour les êtres minables chez lesquels on a l'occasion de l'observer.

Traitement. — Ce que nous avons dit de la qualité

de l'infection dans le catarrhe conjonctival des prématurés et de sa faible virulence, puisque la suppuration, même très abondante, est susceptible de respecter si longtemps la cornée, nous conduit logiquement à délaisser les caustiques, dont l'action profondément modificatrice sur la muqueuse est surtout microbicide.

Et l'expérience clinique vient confirmer le raisonnement; les caustiques, voire les astringents, ne donnent que de piètres résultats dans le catarrhe abondant des prématurés.

La sécrétion, après des cautérisations, légères ou fortes, au nitrate d'argent ou au sulfate de zinc, n'en persiste pas moins avec la même abondance, et les lésions cornéennes, s'il en existe, n'en sont pas modifiées. Tout au plus l'application du crayon d'alun sera-t-il de mise à la fin de la maladie, alors que la sécrétion est tombée et qu'il reste un état villeux permanent de la muqueuse palpébrale.

Dans la période d'état, on emploiera comme lavages des irrigations fréquentes à la solution thébaïsée (eau, 1,000 grammes; extrait thébaïque, 10 centigrammes), très chaude, à 45°, puis, deux fois par jour, on passera à la surface de la conjonctive des deux paupières un gros pinceau blaireau, largement imbibé du mélange suivant :

Terpinol..................................	ãa
Huile de vaseline..........................	

Ou :

Terpinol..................................	ãa
Huile d'amandes douces....................	

Le terpinol a une action très heureuse sur la

sécrétion des muqueuses, qu'il diminue dans de notables proportions.

S'il existe des lésions cornéennes, on incorporera à ces mixtures de l'iodoforme, qui s'y dissout assez facilement.

Concurremment et comme action microbicide plus directe, je me suis bien trouvé d'instiller, deux fois par jour, quelques gouttes d'une solution d'aldéhyde formique (formol) à 1/100e ou à 1/200e.

Dans un but analogue, on peut employer, alternativement avec le terpinol, les onctions au pétrole brut, préconisé par Trousseau.

Ce qu'il importe de savoir, c'est qu'il faut éviter les cautérisations, qui ne servent à rien en pareil cas, si elles ne sont pas nuisibles, et que tous les moyens dont on pourra s'ingénier devront être essayés successivement; c'est par tâtonnement qu'on trouvera le remède qui devra convenir le mieux dans le cas donné.

IV

CONJONCTIVITES A FAUSSES MEMBRANES ET DIPHTÉRIE OCULAIRE

La vulgarisation des procédés de recherches bactériologiques devait avoir pour heureux résultat d'aider à poursuivre un problème complexe de la pathologie oculaire, comme l'est celui de la nature exacte des conjonctivites pseudo-membraneuses.

On sait qu'elle est ouverte depuis longtemps et toujours pendante, la question de savoir si la conjonctivite pseudo-membraneuse, ou croupale, suivant le terme allemand, est de nature diphtéritique, plus ou moins franche, ou totalement étrangère à la diphtérie.

Dans ces derniers temps, plusieurs observations accompagnées d'examens microbiologiques plus ou moins complets avaient déjà jeté quelque lumière sur la question ; mais récemment un travail de G. Moritz et un mémoire de Sourdille (2) sont venus montrer

(1) G. Moritz, *Beiträge z. Augenheilk.*, 1893, IX, p. 47.

(2) Sourdille, *Arch. d'Ophtalm.*, déc. 1893, p. 762, et janv. 1894, p. 48.

nettement les résultats que les recherches de laboratoire ont pu, jusqu'ici, fournir sur le sujet qui nous occupe.

Et ces résultats sont tels qu'ils permettent d'entrevoir, pour un avenir peu éloigné, la solution du problème pathogénique.

Mais il restait, au point de vue clinique, à établir les catégories, les types, de ces affections membraneuses de la conjonctive ; c'est ce qui n'a pas encore été fait et ce que l'observation d'un cas très particulier de ce genre nous a engagé à entreprendre.

Les conclusions des auteurs qui ont publié le résultat de leurs examens bactériologiques nous ont fourni des documents précieux, et il semble, en retour, que les différences constatées dans l'étude des caractères infectieux devront mieux se comprendre lorsqu'on connaîtra bien les diverses formes cliniques que peut affecter la conjonctivite à fausses membranes.

Actuellement, en effet, on ne connaît réellement bien qu'une seule variété de conjonctivite à fausses membranes véritable : c'est la conjonctivite dite pseudo-membraneuse, qui fut décrite en 1846, pour la première fois, par Bouisson (de Montpellier), et depuis par Chaissaignac.

Vis-à-vis, d'elle est l'ophtalmie diphtéritique proprement dite, dont le type, bien connu, a été fixé par de Græfe et qui n'est pas une maladie à fausses membranes, à réellement parler.

Telles sont les deux grandes formes de conjonctivites à propos desquelles roule le débat dont nous avons parlé plus haut. Rappelons-en les principaux caractères :

La conjonctivite *pseudo-membraneuse* se comporte

comme une conjonctivite catarrhale peu intense, avec ce phénomène particulier que la muqueuse palpébrale est doublée, au niveau des culs-de-sac, d'une membrane mince, semblable à du blanc d'œuf cuit, et nullement adhérente. C'est un épiphénomène de la maladie et qui n'ajoute que peu de chose à sa gravité ; les suites en sont ordinairement bénignes. Il est néanmoins nécessaire de ne pas la confondre avec l'ophtalmie catarrhale ordinaire, en raison du traitement qui doit être différent.

L'ophtalmie *diphtéritique proprement dite* est, avant tout, caractérisée par une infiltration profonde de la muqueuse conjonctivale. Celle-ci est épaisse, lardacée, a perdu toute vitalité et offre une couleur jaunâtre d'eschare. *Il n'y a pas de pseudo-membrane à la surface.*

A cette phase primitive d'infiltration succède une période d'élimination et toutes les parties mortifiées sont libérées par une suppuration réactionnelle abondante.

Enfin, et comme conséquence d'une pareille destruction du tissu, on voit se former des brides cicatricielles qui aboutissent ici à un symblépharon généralement très étendu et à de l'entropion.

La cornée résiste rarement à un pareil processus et d'ordinaire sa destruction est rapide et complète.

Posons seulement que l'état actuel de nos connaissances comporte une forme bien définie, la conjonctivite diphtéritique de de Græfe, et une autre qui est la conjonctivite pseudo-membraneuse à forme catarrhale, maladie ordinairement bénigne, caractérisée par une fausse membrane toujours superficielle et ordinairement mince et peu adhérente.

Mais ce n'est pas là tout, et il est certainement possible, à l'heure actuelle, de donner un aperçu descriptif de deux autres formes de la maladie qui méritent une place à part dans le cadre nosologique.

Conjonctivite pseudo-membraneuse chronique.

Dans le traité de de Græfe et Sœmisch et dans celui de Fuchs on trouve déjà mentionnée une variété chronique de conjonctivite pseudo-membraneuse qu'Arlt dénommait *conjonctivitis membranacea* et Stellwag *syndesmitis membranosa*. Cette forme est rare, puisque nous n'avons pu en trouver que six cas bien nets dans la science : trois cas relatés par Hulme en 1863 (1), deux cas rapportés par Arlt (2), enfin un cas récent communiqué par Guibert à la dernière session de la Société française d'Ophtalmologie (3).

Nous sommes donc en présence d'un genre d'affection très exceptionnelle et peu connue ; c'est ce qui nous autorise à reproduire ici quelques extraits des observations sur lesquelles nous devrons nous appuyer pour une description non encore faite.

Voici ce qu'en disent les observateurs dont les cas sont cités plus haut.

Les cas de Hulme :

1er *cas.* — Il s'agissait d'un enfant de trois semaines, atteint d'une conjonctivite purulente au cours de

(1) Hulme, *Medical Times and Gazette*, 31 oct. 1863.

(2) Arlt, *Klinische Darstellung der Krankheiten des Auges*. p. 16.

(3) Guibert, Conjonctivite pseudo-membraneuse chronique ; examen bactériologique. *Arch. d'Ophtalm.*, oct. 1893).

laquelle on vit se développer une fause membrane épaisse et adhérente, sans que la cornée se troublât sensiblement. Cette fausse membrane resta en place de décembre 1859 au mois de mars 1860, c'est-à-dire *près de trois mois*, et la cornée n'en fut que peu altérée.

2e *cas.* — L'enfant n'eut pas ici d'ophtalmie et la fausse membrane survint d'emblée après une période de sécrétion aqueuse et fibrineuse. Elle dura *du mois de mai au mois d'août* de la même année.

3e *cas.* — La fausse membrane survint chez un enfant de quatre semaines et persista *trois mois* sans entraîner avec elle d'opacité de la cornée.

Le caractère commun de ces fausses membranes était qu'elles étaient épaisses et adhérentes à la conjonctive; elles s'éliminèrent par suppuration et les cornées furent assez peu atteintes. Les enfants étaient, en général, chétifs et mal portants.

Arlt rapporte les deux cas suivants, qui offrent, avec les précédents, beaucoup de similitude générale, mais une grande différence dans la gravité :

1er *cas.* — Enfant de deux mois avec un peu de gonflement des paupières, mais pas de sécrétion. Il existe, à la surface de la conjonctive, une fausse membrane grise, opaque, adhérente, qui, sans discontinuité, recouvre la muqueuse palpébrale, bulbaire, et la cornée ; c'est un sac complet de fausses membranes, étendu sur la conjonctive.

Cet état se prolongea pendant *trois semaines* et avait été précédé d'un catarrhe léger.

Arlt essaie d'enlever cette production pseudo-membraneuse et doit y renoncer en raison de l'adhérence absolue qu'elle présente; onguent mercuriel, compresses chaudes.

Après trois semaines de cet état, la membrane se détache et l'on trouve au-dessous une conjonctive rosée et la cornée saine.

L'examen microscopique de la fausse membrane montre qu'elle est composée d'un feutrage de fibrine avec des leucocytes et des globules de pus; dans ces cellules, de petits points qui peuvent être des micro-coques (l'étude a été faite en 1880).

Arlt donne à cette affection un pronostic bénin en raison de l'absence d'altérations cornéennes.

Toutefois, l'enfant meurt un mois après, d'accidents pulmonaires.

2e *cas.* — Enfant de quinze mois. Ici, la membrane n'était pas générale, mais elle occupait une partie seulement de la muqueuse; elle était, comme les précédentes, épaisse et adhérente.

L'observation de Guibert est beaucoup plus intéressante encore, en ce sens qu'elle offre le complément d'une étude bactériologique encore qu'imparfaite, car l'examen a été pratiqué à une période tardive de la maladie; néanmoins, comme c'est la seule qui fournisse ces renseignements, elle mérite d'être citée en détail.

Observation de Guibert. — Il s'agit d'une fillette de sept ans qui, depuis l'âge de trois mois, a toujours eu, dit la mère, des peaux dans l'œil gauche. Par intervalles, les fausses membranes ont disparu, mais alors il persistait quand même une sécrétion purulente.

A trois reprises l'enfant est prise d'angine et simultanément de conjonctivite pseudo-membraneuse de l'œil gauche; au cours d'une de ces atteintes, la cornée de l'œil gauche est perforée et l'œil se vide.

M. Guibert trouve l'œil gauche à l'état de moignon ; la conjonctive est intérieurement entièrement tapissée d'une fausse membrane jaunâtre et adhérente. A droite, la fausse membrane recouvre toute la conjonctive du tarse supérieur et le cul-de-sac supérieur. La conjonctivite oculaire est indemne, mais il existe une légère ulcération cornéenne, presque centrale. La fausse membrane mesure au moins 4 millimètres d'épaisseur ; M. Guibert l'enlève d'un seul lambeau et a conjonctive apparaît, au-dessous, papillaire et saignant un peu.

Simultanément (comme les trois premières fois), il existe de l'angine également membraneuse, et les fausses membranes qui siègent sur les piliers et les amygdales sont un peu moins jaunes que celle de l'œil.

L'enfant présente, d'ailleurs, un état général assez mauvais.

La mère et deux frères sont aussi atteints d'angine.

La fausse membrane persiste jusqu'au mois de février (*depuis décembre*) à peu près sans changements ; puis, sous l'influence de traitements variés : jus de citron, pyoctanine, teinture d'iode, elle finit par disparaître, après avoir duré *cinq mois*.

Examen bactériologique pratiqué seulement en mars : pas de bacilles diphtéritiques de Löffler. Cultures : 1° sur sérum, staphylocoques ; 2° sur gélose, staphylocoques et une colonie de streptocoques ; 3° sur gélatine, staphylocoques dorés en grand nombre.

Il nous apparaît que ces différentes observations offrent entre elles le caractère commun suivant : qu'il s'agit d'un processus pseudo-membraneux très tenace, à marche chronique et assez longue généralement, qui respecte complètement la vitalité de la muqueuse et relativement l'intégrité de la cornée, puisque celle-ci est intacte ou à peine atteinte après plusieurs mois de contact avec la fausse membrane.

Symptômes. — L'affection survient d'ordinaire chez des enfants chétifs et mal portants ; elle se manifeste par les symptômes suivants : au cours d'un catarrhe purulent plus ou moins intense, mais dont la sécrétion tend à se prolonger au delà du temps ordinaire, on voit se développer à l'intérieur des paupières, dans le fond des culs-de-sac et même sur la conjonctive bulbaire, une fausse membrane d'un gris jaunâtre, épaisse de plusieurs millimètres et *adhérente* à la muqueuse. A peine peut-on en détacher quelques fragments avec une pince. Lorsque la fausse membrane est complète, c'est-à-dire lorsqu'elle revêt à la fois la face interne des paupières et le bulbe, elle passe également sur la cornée qu'elle recouvre d'une couche grise. C'est alors un sac complet de fausses membranes, moulé dans la cavité oculaire. Simultanément, il existe du gonflement des paupières et de la sécrétion, qui, de purulente, est devenue séro-fibrineuse.

Ce qui est particulier ici et ce qui caractérise cette variété de la maladie, c'est que la fausse membrane ainsi disposée reste en place plusieurs semaines et même plusieurs mois. Hulme l'a vue demeurer trois mois dans deux de ses cas et quatre dans l'autre, Arlt trois semaines et Guibert cinq mois entiers. Quand la fausse membrane se détache, et ceci est encore un signe caractéristique, la muqueuse apparaît au-dessous, rose, non saignante et absolument saine ; il en est de même de la cornée lorsque la fausse membrane l'a recouverte (cas d'Arlt). D'autres fois, comme dans l'observation de Guibert et les cas de Hulme, la cornée est atteinte, mais assez légèrement, surtout si l'on tient compte de la longueur du processus.

Il en résulte que le pronostic de cette variété chronique de la conjonctivite pseudo-membraneuse serait assez bénin et que la maladie se trouve entièrement terminée à la chute de la fausse membrane.

Les symptômes généraux qui ont été observés au cours des accidents oculaires tiennent pour la plupart à l'état spécial défavorable des enfants ; plusieurs des malades observés par Hulme et Arlt sont morts de complications pulmonaires.

La petite malade de Guibert offrait une particularité plus curieuse. Cet envahissement de la conjonctive par une fausse membrane n'était pas le premier accident de ce genre ; il s'était déjà produit antérieurement à trois reprises différentes, et, chaque fois, l'enfant avait été atteinte simultanément d'angine. Cette dernière fois, la même coïncidence s'est produite encore et la gorge apparaissait recouverte d'une fausse membrane qui était un peu jaunâtre, mais moins que celle qui existait à l'œil. La mère et deux frères furent simultanément atteints d'angine, mais sans qu'aucune de ces manifestations pseudo-membraneuses offrît un caractère de gravité.

Conjonctivite pseudo-membraneuse suraiguë.

C'est là une variété dont nous n'avons pu retrouver aucun exemple dans la littérature scientifique, dont nous avons observé deux cas nets et dont nous devons faire connaître les détails pour les mêmes raisons que précédemment. L'un de ces cas a été pris dans notre clientèle privée, l'autre dans le service de M. Bar, à l'hôpital Saint-Louis.

Voici le cas que nous avons vu le premier :

Enfant d'une quinzaine de jours environ, vigoureux, présente tout d'abord une ophtalmie catarrhale légère. Le médecin accoucheur soigne cette ophtalmie par des lavages à l'eau boriquée et des cautérisations au nitrate d'argent à 2 0/0. La sécrétion catarrhale va s'amoindrissant; mais, néanmoins, comme elle tend à persister, nous sommes appelé en consultation.

Nous visitons l'enfant le soir, à sept heures. Nous trouvons un seul œil pris et sans gravité apparente. Les paupières sont si peu gonflées qu'elles diffèrent à peine de l'état normal; elles sont seulement un peu rouges. La conjonctive est rouge aussi et l'est même notablement; il n'existe qu'à peine de sécrétion; un filament fibrino-purulent dans le cul-de-sac. Rien à la cornée. Le nitrate d'argent, dont la dernière application avait eu lieu la veille, n'est pas repris.

Nous revenons le lendemain matin, à sept heures.

Pendant la nuit, *en douze heures* seulement, le tableau est changé du tout au tout.

Je trouve des paupières énormément tuméfiées, d'un rouge sombre et assez dures, un peu difficiles à retourner. On y arrive cependant et la conjonctive apparait, *entièrement tapissée d'une fausse membrane grise, épaisse et adhérente.* Toute la muqueuse, celle du bulbe et celle qui double les paupières, est recouverte de la même façon, et cette fausse membrane, qui fait corps avec la conjonctive entière, ne se laisse enlever ou mobiliser ni par le frottement, ni même par une pince.

La cornée — *en douze heures* — est devenue entièrement terne et grise; il n'existe cependant pas de chémosis bulbaire, mais la fausse membrane arrive jusqu'au limbe, et je me demande si l'aspect gris n'est pas dû à ce que la fausse membrane, plus mince en ce point, a recouvert l'épithélium antérieur de la cornée.

En présence de la fausse membrane, et bien que ce ne soit pas là l'aspect ordinaire de la diphtérie conjonctivale, je songeai tout d'abord à une conjonctivite diphtéritique, bien que l'origine de l'infection fût impossible à reconnaître dans l'entourage de l'enfant et qu'il n'existât nulle part ailleurs de détermination diphtéritique. On sait que la diphtérie oculaire est, la plupart du temps, secondaire.

J'instituai un traitement par les irrigations très chaudes à la solution thébaïsée, par les applications biquotidiennes de jus de citron, suivies d'une onction des culs-de-sac de pommade à l'iodoforme à 2 0/0 (1).

Les phénomènes morbides ne se modifièrent que lentement, mais cependant plus rapidement que dans les observations précédentes, car la fausse membrane ne persista que dix à douze jours. C'est vers le douzième jour qu'elle commença à se détacher par petits lambeaux et sans réaction suppurative très considérable; à peine une légère quantité de muco-pus mal lié. Vers le quinzième jour, la fausse membrane était entièrement détachée et la muqueuse apparaissait d'un rouge vif, facilement saignante, mais avec un aspect voisin de l'état normal.

Pendant ces quinze jours, nous avions continué les

(1) Dans le cas particulier, les irrigations chaudes, très chaudes, ont paru très nettement donner de meilleurs résultats que les lavages froids.

attouchements au jus de citron, pour arriver à la destruction de la fausse membrane, mais surtout nous avions cherché à combattre l'altération, si grave primitivement, de la cornée. Nous avons employé principalement des pansements fréquents à la pommade iodoformée. Le résultat, sans être parfait, fut encore moins désastreux que nous avions pu le craindre un moment; la moitié environ de la cornée fut préservée de la destruction et récupéra sa transparence complète. Malheureusement, il s'agissait de la moitié supérieure. En bas, il se fit une ulcération large, puis une perforation et à la suite un enclavement de l'iris. Toutefois, la chambre antérieure se rétablit peu à peu, ce qui nous permit ultérieurement de pratiquer une iridectomie qui assurera à cet œil quelque vision.

L'autre ne fut jamais atteint.

Voici donc un cas de conjonctivite à fausse membrane adhérente; mais, ce qui le distingue, fondamentalement, des précédents que nous avons trouvés dans les auteurs, c'est la rapidité de l'évolution et la promptitude avec laquelle la cornée se trouve intéressée et détruite; on dirait un tableau clinique différent.

Étant à la recherche de cas de ce genre et visitant souvent, dans ce but, les services d'accouchement des hôpitaux, nous avons pu, dans le courant de cette année, observer quelques autres exemples de cette affection, pourtant si rare. Malheureusement, nous nous sommes toujours trouvé à voir les lésions à leur déclin ou à leur terminaison même, quand la fausse membrane avait fini d'exercer ses ravages et que la cornée était entièrement détruite. C'est avec le dire de ceux qui avaient observé ces enfants que nous avons retrouvé le type particulier de la maladie.

Ainsi, dans le service de M. Bar, à l'hôpital Saint-Louis, il en a été relevé cette année deux cas au moins avec la physionomie caractéristique suivante : ophtalmie légère; apparition de fausses membranes grises et adhérentes; destruction des cornées en douze ou vingt-quatre heures.

Nous avons nous-même visité, mais quelques jours après seulement, un enfant dont voici l'observation :

Enfant B..., premier jumeau, né le 8 janvier 1893 : ophtalmie purulente de l'œil droit apparaissant le cinquième jour. Peu après apparaissent des fausses membranes qui recouvrent les paupières et sont baignées du liquide citrin qui a marqué les débuts de l'ophtalmie. La cornée est entièrement détruite dans les vingt-quatre heures. L'œil droit reste le seul pris.

Enfin, dans les salles de Mme Henry, sage-femme en chef de la Maternité, il s'est produit, vers le mois de mai ou juin de cette année, une épidémie redoutable d'ophtalmie qui semblerait pouvoir être rattachée à cette forme. Toutefois, je n'oserais l'affirmer, car je n'ai vu aucun de ces enfants à la période d'état, mais seulement longtemps après la disparition de tous les symptômes.

Tous les enfants ainsi atteints et que j'ai vus avaient eu les cornées détruites et complètement; ils présentaient de légères brides cicatricielles, étendues entre les paupières de la conjonctive du bulbe; de plus, les sages-femmes qui les ont soignés ont raconté que la maladie suivait presque invariablement la marche suivante : ophtalmie d'apparence ordinaire; apparition de membranes épaisses recouvrant toute la conjonctive, la cornée et restant fixes; destruction ultra-rapide des cornées.

Symptômes. — Les symptômes de cette variété de conjonctivite sont donc les suivants : au cours d'une ophtalmie purulente d'apparence assez légère et sans qu'on puisse prévoir un si brusque changement dans le processus, sauf peut-être par l'apparition d'un exsudat un peu solidifié au fond des culs-de-sac, on voit les signes extérieurs de l'ophtalmie prendre brusquement un caractère d'excessive gravité. Les paupières, de modérément gonflées, deviennent tuméfiées à l'excès et dures (moins toutefois que dans l'ophtalmie diphtéritique interstitielle) ; on peut, en effet, les retourner. On constate alors l'existence d'une pseudomembrane d'un jaune grisâtre, épaisse et absolument *adhérente* à la conjonctive, qu'elle recouvre sur toute son étendue. La fausse membrane ne se détache pas par friction et ne s'enlève même pas dans les mors d'une pince ; les fragments que l'on arrache font saigner abondamment la muqueuse excoriée.

La cornée, en quelques heures, *en douze heures* dans nos deux observations, est complètement grise et ramollie ; elle se perfore rapidement et, en vingt-quatre ou trente-six heures, l'œil peut être perdu. Dans une de nos observations, nous avons pu toutefois sauver le tiers de la cornée, mais la perforation s'était produite, large.

Ces phénomènes, qui sont arrivés avec cette rapidité à leur summum d'intensité, se prolongent durant une quinzaine de jours, en diminuant peu à peu. Les paupières se dégonflent lentement au milieu d'une sécrétion assez peu abondante et qui offre les caractères d'un pus mal lié. Au bout de cette période, la fausse membrane commence à se détacher par fragments et la muqueuse apparaît au-dessous saignante et érodée.

Tout se termine par un catarrhe conjonctival réactionnel, qui disparaît plus ou moins vite, suivant l'état de destruction de la cornée.

Quand la maladie est terminée, il persiste des petites brides cicatricielles, symblépharon à peine indiqué, qui relient, comme des cordages velamenteux, le globe oculaire à la face interne des paupières. Ces brides légères témoignent d'une certaine altération nécrosique des couches les plus extérieures de la muqueuse. L'affection n'est plus ici superficielle, la fausse membrane n'est pas seulement étendue sur le revêtement épithélial de la muqueuse; celle-ci est réellement intéressée dans son intégrité. C'est là ce qui distingue profondément cette forme très aiguë et grave de conjonctivite pseudo-membraneuse des variétés précédentes.

Pendant la période d'état de la maladie, l'enfant est un peu fébrile et son état général s'en ressent plus ou moins; l'affection oculaire ne retentit pas, d'ailleurs, d'une façon particulière sur les autres organes.

Cette variété suraiguë de la conjonctivite pseudo-membraneuse n'a été observée par nous que chez des nouveau-nés; comme nous n'en avons retrouvé aucun autre exemple dans la science, nous ne pouvons savoir si elle peut se présenter avec les mêmes caractères chez l'adulte. C'est une affection qui semble exceptionnelle et qui est très grave. Les médecins accoucheurs, mieux placés que personne pour observer les maladies du nouveau-né et interrogés par nous, considèrent cette conjonctivite pseudo-membraneuse à marche ultra-rapide comme étant d'une excessive rareté.

C'est ainsi que M. Guéniot, dans sa longue pratique

à la Maternité et aux Enfants-Assistés, en aurait observé deux exemples peut-être; M. Ribemont deux également environ. M. Hutinel, médecin à l'hôpital des Enfants-Assistés, en a vu également un. Enfin, M. Tarnier, au cours de sa carrière si remplie, aurait relevé une cinquantaine de cas d'ophtalmies caractérisées par une fausse membrane mince, adhérente, ayant entraîné la perte de l'œil atteint en quelques heures; il n'a pas l'impression qu'il se soit agi de diphtérie. M. Pinard, malgré le nombre de cas qu'il a observés, n'en a jamais rencontré.

PATHOGÉNIE DES CONJONCTIVITES A FAUSSES MEMBRANES ET DE L'OPHTALMIE DIPHTÉRITIQUE

Reste la question de la pathogénie de ces diverses formes de conjonctivites à fausses membranes. Avant que la bactériologie fût venue apporter au débat l'appoint précieux de ses recherches précises, les auteurs discutaient déjà de la parenté ou de l'identité de ces conjonctivites avec l'ophtalmie diphtéritique vraie.

Certains rapportaient des observations de conjonctivite pseudo-membraneuse superficielle ordinaire qui s'était transformée en ophtalmie diphtéritique vraie; d'autres publiaient des cas d'enfants atteints de conjonctivite croupale d'apparence superficielle et qui avaient succombé ultérieurement à des accidents de croup laryngé. De tels faits et d'autres encore du même ordre tendaient à identifier les deux classes de conjonctivites au point de vue de l'origine et à en faire des déterminations différentes de l'infection diphtéritique. Il serait peu instructif actuellement, avec ce que nous apprend la bactériologie et qui nous suffit, de rapporter toutes les observations de cet ordre; M. Despagnet en citait encore un exemple à la séance du 10 octobre 1893 de la Société d'Ophtalmologie de Paris.

En opposition avec un tel courant d'idées, d'autres observateurs professaient l'impossibilité de réunir dans une même catégorie de maladies les ophtalmies diphtéritiques vraies, caractérisées par une destruction intime de la muqueuse et par des cicatrices ultérieures, et les conjonctivites pseudo-membraneuses, toujours superficielles, chez lesquelles la conjonctive demeure intacte. C'est l'opinon que Fuchs émet dans son traité.

Cette opinion, tirée de l'étude de la clinique, ne nous paraît plus aussi facilement soutenable si l'on connaît les différentes formes de conjonctivite pseudo-membraneuse que nous avons cherché à établir dans ce travail. La variété aiguë que nous avons personnellement observée est un état de transition, justement, entre la conjonctivite superficielle et la conjonctivite interstitielle; ici, la muqueuse est intéressée, mais dans ses couches extérieures seulement, et les brides cicatricielles consécutives témoignent de la nécrose partielle de la conjonctive.

Malheureusement, la recherche des microbes pathogènes n'a pu être faite dans les cas que nous avons relevés, mais les résultats obtenus par les récents observateurs permettent déjà d'entrevoir la solution du problème. Guibert, dans son observation de conjonctivite pseudo-membraneuse chronique, n'a bien trouvé que du streptocoque et des staphylocoques, mais Sourdille fait remarquer que le bacille de Löffler a pu ne pas être déterminé dans son cas en raison de la période tardive à laquelle a été faite la recherche bactériologique. Le bacille spécifique de la diphtérie, en effet, peut être dissimulé par d'autres microbes plus virulents, et il demande souvent, pour être découvert, des tentatives multipliées.

M. Parinaud, dans la séance de janvier de la Société d'Ophtalmologie, a fait connaître que les recherches de Morax et les siennes avaient abouti, dans un cas de conjonctivite pseudo-membraneuse, à retrouver le pneumocoque, comme représentant la virulence pathogène de la pseudo-membrane dans le cas particulier, et M. Bourgeois (de Reims) (1), dans une observation toute récente, a, dans un cas analogue, trouvé, tant à l'examen bactériologique que par inoculation, le seul streptocoque.

Il semblerait cependant, d'après les observations de Moritz et les conclusions de Sourdille, que les fausses membranes des conjonctivites croupales, aussi bien que la conjonctivite diphtéritique vraie, ne se produiraient pas aisément en dehors de l'influence du bacille de Löffler et par la seule action infectieuse du streptocoque et des staphylocoques.

En un mot, ces conjonctivites pseudo-membraneuses ne seraient pas des conjonctivites à streptocoques ou à staphylocoques, pures ; toujours ou presque toujours, le bacille de Löffler y entrerait pour quelque part. Moritz, dans presque toutes ses observations, a rencontré un bacille morphologiquement semblable à celui de la diphtérie. Il repousse néanmoins l'idée d'une infection diphtéritique vraie et songe plutôt à

(1) Bourgeois et Gaube, *Rec. d'opht.*, 1894.

une infection mixte de staphylocoques ou de streptocoques, semblable à celle qui produit la stomatite aphteuse.

Sourdille arrive à un résultat analogue quand il admet que la gravité de l'infection dépend de deux facteurs : de l'association polymicrobienne et de la virulence propre du bacille, laquelle dépend de ses caractères morphologiques.

C'est donc dans l'étude des associations microbiennes qu'il faut, en fin de compte, chercher la clef du problème. Il semble que les formes légères de la conjonctivite pseudo-membraneuse sont plutôt en rapport avec l'association du staphylocoque et du bacille de Löffler. L'union du même bacille avec le streptocoque donnerait lieu aux formes les plus graves de l'affection et même à la conjonctivite diphtéritique vraie ou interstitielle, lorsque celle-ci ne serait pas produite par le microbe de la diphtérie à l'état de pureté. Sourdille avance même que ses expériences lui permettent d'affirmer que les altérations cornéennes graves qui se voient dans ces conjonctivites ne sont nullement causées par une ischémie de la cornée, mais représentent des infections secondaires, dues le plus souvent au streptocoque.

Dans certains cas, il faudrait attribuer au pneumocoque une action primordiale et, en fin de compte, ici comme dans les angines, on peut dire qu'il n'y a pas d'agent pathogène spécifique de la fausse membrane.

Le bacille de Löffler jouerait toujours un rôle dans la production de la maladie, mais les staphylocoques et le streptocoque interviendraient pour en déterminer les différentes formes et les variétés diversement graves.

Cette considération donne d'ailleurs satisfaction à ceux qui ne peuvent considérer ces manifestations oculaires comme étant de la véritable diphtérie ; ce serait une diphtérie mitigée, une fausse diphtérie, comme on a dit.

Dans quelle mesure, dans quelles proportions et de quelle façon ces divers microbes se trouvent-ils associés ou réunis dans les différentes formes de conjonctivites que nous avons décrites plus haut? C'est ce qui reste à établir, et, du jour où cette notion sera nettement acquise, la connaissance des conjonctivites pseudo-membraneuses sera absolument complète.

M. Van der Bergh (1) propose de retenir le terme de diphtéritique pour désigner les conjonctivites produites par le bacille de Löffler, et celui de diphtéroïde pour les conjonctivites « fonction » d'autres microbes.

Il les subdivise ainsi, suivant les variétés cliniques :

A. Diphtériques (bacilles de Löffler). Une forme croupale bénigne : une forme interstiitelle grave ou très grave.

B. Diphtéroïdes. *a*) (bacilles pseudo-diphtéritiques) forme croupale très grave.

b) (Streptocoque) forme croupale ou suraiguë et très grave ou chronique bénigne.

c) (Virus blennorrhagique) une forme croupale bénigne et une forme interstitielle grave.

En attendant d'être, par les recherches bactériologiques et surtout l'expérimentation, fixés absolument, nous devons, au point de vue clinique, admettre quatre variétés de conjonctivites à fausses membranes, différentes au point de vue de la gravité et du pro-

(1) Van der Bergh, *La Presse médicale belge*, 25 févr. 1894.

nostic. Nous en résumons les signes cliniques en forme de conclusions :

a) La première variété, bien connue déjà, assez bénigne, est celle qui est décrite dans les traités sous le nom de conjonctivite croupale : c'est celle de Bouisson et Chassaignac. On pourrait lui donner le nom de *conjonctivite pseudo-membraneuse simple ou catarrhale*, pour la distinguer des deux suivantes. En voici les symptômes :

CONJONCTIVITE PSEUDO-MEMBRANEUSE SIMPLE OU CATARRHALE

Celle-ci n'est qu'une ophtalmie catarrhale aiguë ordinaire, laquelle offre ce point particulier que la conjonctive est facilement saignante et qu'elle se trouve, surtout près du bord palpébral, qui est baveux, recouverte d'un produit fibrineux, demi-transparent, assez ténu et qui se détache facilement de la muqueuse. D'autres fois, la membrane, un peu plus épaisse et complète, recouvre comme un moule la muqueuse palpébrale et les culs-de-sac ; mais *on peut toujours la détacher* plus ou moins facilement par frictions, et au-dessous on découvre la muqueuse rouge et saignante un peu, mais non altérée.

Ce qui caractérise la maladie, c'est que le catarrhe conjonctival joue ici le premier rôle et que la production membraneuse ne semble être qu'un épiphénomène qui donne à la maladie un caractère spécial. Les paupières sont gonflées comme dans le cas d'une conjonctivite catarrhale intense, la sécrétion purulente est abondante, la durée est de quinze ou vingt jours et le pronostic assez bénin, comme c'est encore le cas dans le catarrhe, même violent, de la conjonctive.

Les accidents du côté de la cornée ne sont pas la règle et surtout n'ont point un caractère de grande malignité.

Ce qui est le plus à noter ici, c'est que la pseudo-membrane n'intéresse en rien les couches, même superficielles, de la muqueuse ; elle la recouvre sans l'altérer et, la guérison une fois effectuée, il ne reste nulle trace de la maladie si la cornée est demeurée intacte.

Ce sont, pour la plupart, des observations de cette variété de conjonctivite, avec des fausses membranes plus ou moins complètes, plus ou moins adhérentes, qui ont été publiées par les auteurs dans le but d'éclairer la question de la nature diphtéritique ou non de la maladie. Tels sont les faits de Vennemann (1), de Fage (2), de Uhthoff (3), de Bronner (4), de Chevallereau (5), ceux qui sont contenus dans le travail de G. Moritz et dans celui de Sourdille (6).

CONJONCTIVITE PSEUDO-MEMBRANEUSE CHRONIQUE

b) On pourrait appeler *conjonctivite pseudo-membraneuse chronique* une seconde variété correspondant à l'observation de Guibert et aux faits anciens d'Arlt et de Hulme. Les signes cardinaux de cette variété

(1) Vennemann (*Arch. d'ophtalm.*, 1888, p. 346).
(2) Fage (*Arch. d'ophtalm.*, 1891, p. 52).
(3) Uhthoff (*Berl. klin. Wochensch.*, 13 mars 1893).
(4) Bronner (*Ann. d'ocul.*, 1893).
(5) Chevallereau (*France méd.*, 22 déc. 1893).
(6) Sourdille (*Loc. cit.*).

seraient : l'établissement d'une fausse membrane, épaisse, grise et adhérente à la muqueuse sous-jacente qu'elle recouvre sous une plus ou moins grande étendue (M. Parinaud a vu de ces fausses membranes recouvrir une portion assez restreinte de la conjonctive et n'en rester pas moins tenaces pendant plusieurs mois). La fausse membrane est susceptible de demeurer longtemps, plusieurs mois, sans se détacher, et après sa disparition la muqueuse apparaît rose et indemne. Au cours de ce processus, la cornée peut présenter des altérations, mais le plus souvent celles-ci restent légères ou sont de peu d'étendue.

Cette forme est encore assez bénigne et peut-être l'infection dépend-elle du staphylocoque, ainsi que tendrait à le démontrer l'observation de Guibert.

CONJONCTIVITE PSEUDO-MEMBRANEUSE SURAIGUË

c) La troisième variété s'intitulerait : *conjonctivite pseudo-membraneuse suraiguë*. Cette forme, dont nous n'avons trouvé dans la science aucune observation semblable à la nôtre, se caractérise par une rapidité extrême dans l'apparition des fausses membranes et par l'intensité de l'infection, qui aboutit promptement à la destruction de la cornée. En douze, vingt-quatre ou trente-six heures au plus, la conjonctive est entièrement recouverte d'une membrane très épaisse et adhérente, et la cornée opacifiée, généralement en totalité. La membrane commence à se détacher vers le dixième jour, laissant à sa place une muqueuse d'un rouge vif, un peu saignante et dont l'intégrité n'a pas été entièrement respectée, au moins dans ses couches les plus superficielles. On constate, en effet, quelque temps après la disparition de tous les symptômes, l'existence de plis légers cicatriciels, qui attestent une nécrose, au moins partielle, de la surface conjonctivale. Celle-là est très grave, et peut-être relève-t-elle du streptocoque.

d) Enfin, la dernière variété, qui se trouve reliée aux deux premières par la forme grave suraiguë à nécrose superficielle, serait l'ophtalmie diphtéritique de de Græfe, qui pourrait prendre le nom de *conjonctivite pseudo-membraneuse interstitielle*, pour indiquer d'un mot le caractère profond de l'infection.

CONJONCTIVITE PSEUDO-MEMBRANEUSE INTERSTITIELLE

L'affection ici débute par un gonflement excessif des paupières, qui deviennent dures comme du bois et impossibles à retourner. A ce moment, la conjonctivite est boursouflée, luisante et d'un jaune grisâtre, mais sans sécrétion. Au sein de cette infiltration intense, on remarque quelques points jaunes et on voit des marbrures ecchymotiques, dues à la stase des vaisseaux. La scarification, même profonde, ne donne lieu à aucun écoulement sanguin. Ceci est la première période, celle d'infiltration.

Dans certains cas légers, on trouve les points d'infiltration diphtérique (diphtérie en plaques) en forme d'îlots plus ou moins grands, et dans leur intervalle la conjonctive n'est point infiltrée, mais seulement rouge et injectée.

La seconde période, ou période d'élimination, est consacrée à la formation des eschares qui comprennent une partie plus ou moins grande, parfois la totalité, de la muqueuse en surface et en épaisseur. Les parties infiltrées et dans lesquelles la circulation n'a pu se rétablir se mortifient et s'éliminent comme une eschare de tissu cellulaire.

La sécrétion, qui était presque nulle à la première période, devient abondante et séro-purulente à ce moment.

Enfin, dans une troisième période, les dégâts se réparent au prix de cicatrices vicieuses ou de brides qui réunissent le bulbe oculaire aux paupières ; de là des symblépharons plus ou moins complets.

Il est rare que la cornée résiste à un processus aussi grave, et la destruction en est ordinairement complète et rapide. On peut même dire que la suppuration de la cornée est la règle dans la forme confluente de la diphtérie, les accidents cornéens n'étant légers ou nuls que lorsque l'infiltration diphtéritique est elle-même très limitée.

Outre la gravité de ce pronostic local, la diphtérie conjonctivale est même dangereuse au point de vue de la vie. Durant l'évolution des symptômes oculaires, et surtout chez des enfants chétifs, l'accroissement de la fièvre peut, en effet, devenir la source d'accidents mortels ; mais il arrive bien plus souvent encore que les enfants succombent à des manifestations secondaires de l'empoisonnement diphtéritique, croup ou broncho-pneumonie.

C'est dans l'enfance, à l'âge de trois à huit ans, que se manifeste le plus communément cette affection, déjà rare, surtout en certains pays (1). Certains

(1) Dans le nord de l'Allemagne, à Berlin, elle est assez fréquente ; elle est exceptionnelle à Paris.

auteurs la considèrent comme n'atteignant jamais les nouveau-nés; mais nous pouvons affirmer avoir observé des cicatrices vicieuses et des symblépharons qui ne pouvaient guère appartenir qu'à cette forme de conjonctivite diphtéritique chez des enfants nouveau-nés de la Maternité de Paris.

La caractéristique microbienne de cette variété de conjonctivite est encore incertaine, car certains n'y ont pas rencontré le bacille de Löffler et d'autres en font une conjonctivite diphtéritique pure.

TRAITEMENT

La question du traitement, mieux encore que toute autre, réunit entre elles ces diverses variétés de conjonctivites. Qu'il s'agisse, en effet, de la forme diphtéritique de de Græfe ou de la conjonctivite pseudomembraneuse catarrhale, même légère, le traitement devra être à peu près le même et en tout cas très différent de celui qui est indiqué dans les autres ophtalmies, qu'elles soient purulentes ou simplement catarrhales.

Dans le traitement de la conjonctivite pseudomembraneuse aussi bien que dans celui de l'ophtalmie diphtéritique ou interstitielle, il est des moyens — peu nombreux à la vérité — qui sont recommandables, mais il y a surtout des modes de traitement dont il faut se garder avec soin.

Éviter de nuire en pareil cas est déjà un bien grand point et l'adage médical bien connu n'a jamais pu recevoir une meilleure application.

a) La première chose qu'il faut ne pas faire lorsqu'il existe une conjonctivite pseudo-membraneuse quelconque, c'est d'employer le nitrate d'argent ; les caustiques de toute sorte sont d'ailleurs ici plutôt défavorables. A peu près tous les ophtalmologistes sont d'accord aujourd'hui pour compter les cautérisations au nitrate d'argent comme étant inefficaces et même dangereuses dans la série des cas qui nous occupent, qu'ils soient graves ou légers. Le nitrate d'argent exaspère, en effet, la production des fausses membranes. Pour quelques auteurs, il conviendrait toutefois de faire exception pour certains cas légers de conjonctivite pseudo-membraneuse catarrhale ; MM. Parinaud et Vignes, à l'exemple de Horner, préconisent alors l'emploi de collyres faibles au nitrate d'argent.

b) Beaucoup d'auteurs recommandent les lavages avec la solution de sublimé. Nous ne partageons pas cette manière de voir, et les solutions de sublimé, à quelque faible concentration qu'elles soient, nous ont toujours paru avoir une influence fâcheuse sur la conjonctive enflammée des enfants.

A la clinique d'accouchements dans le service du professeur Tarnier, à la Maternité, nous avons vu très souvent le sublimé produire chez les enfants ophtalmiques une sorte de cutisation, de tannage, de la muqueuse conjonctivale, laquelle se trouvait ainsi intéressée fâcheusement dans son intégrité. Ceci, d'ailleurs, n'a rien qui surprenne, puisqu'on sait que le sublimé en solution n'agit qu'en modifiant énergiquement les surfaces muqueuses avec lesquelles il se trouve en contact.

Pour ces raisons, nous avons proscrit — et nous nous en trouvons bien — le sublimé comme liquide antiseptique de lavage ; nous cherchons à réaliser d'une façon moins altérante l'asepsie de la cavité conjonctivale.

c) Un autre mode de traitement, qui se trouve indiqué dans les traités, ne nous semble encore nullement convenir au résultat qu'on désire obtenir, au contraire ; nous voulons parler des applications glacées qui sont conseillées dans l'ophtalmie diphtéritique. Nous ne pouvons comprendre que, dans une affection qui se caractérise par un défaut de circulation et de vitalité intime de la muqueuse, on emploie justement un moyen qui arrive à augmenter encore la tendance à la mortification, comme l'est l'application glacée.

Il est vrai que les traités classiques ajoutent souvent que les compresses glacées seront remplacées par des applications chaudes, si la tendance à la nécrose est inquiétante ; il serait préférable de n'employer jamais les applications glacées, et, chez le petit malade que nous avons observé, il nous a été donné plusieurs fois, et très nettement, de voir les symptômes s'amender sensiblement lorsqu'on remplaçait les irrigations froides par des chaudes. Il s'agissait cependant d'une conjonctivite à fausses membranes sans infiltration nécrosique profonde, et c'est ce qui prouve que, dans aucune des formes de conjonctivite pseudomembraneuse, le froid ne devra — selon nous — trouver place.

d) Enfin, nous ne comprenons pas davantage la méthode des scarifications profondes de la conjonctive que certains auteurs emploient dans la conjonctivite diphtéritique interstitielle. Cette manœuvre, outre qu'elle est cruelle, ne réussit pas, on le comprend, à réveiller la vitalité de la muqueuse ; ce serait plutôt le contraire.

Le résultat le plus net est d'augmenter la surface où s'étale la fausse membrane, et aussi les chances d'infection. Nous en dirons autant de l'opération qui consiste à fendre l'angle externe des paupières, pour permettre le retournement de celles-ci ; il faut vraiment ne pas pouvoir faire autrement pour en arriver à cette opération, dont les restes disgracieux sont indélébiles.

Nous dirons donc, en somme, que, dans le cas de conjonctivite pseudo-membraneuse et diphtéritique vraie, on évitera surtout le nitrate d'argent, les applications froides et l'emploi du sublimé.

Voici maintenant quel est le traitement qui nous a paru donner les meilleurs résultats :

On considérera tout d'abord les irrigations chaudes comme la base essentielle du traitement, on pourrait dire comme l'unique moyen de traitement. Ces irrigations seront pratiquées, avec un appareil laveur, le plus largement et le plus souvent possible : toutes les heures ou toutes les deux heures au début. L'irrigation continue est l'idéal dont il faut chercher à se rapprocher, en tenant compte des autres besoins du malade. Chez les enfants, on pratiquera ces lavages en écartant les paupières avec deux doigts d'une main, l'autre dirigeant le jet ; on emploiera un litre au moins à chaque irrigation.

On pourra se servir également pour atteindre ce but des différents appareils laveurs imaginés à cet effet. La nouvelle canule de Kalt en forme d'entonnoir nous paraît réaliser de grands avantages.

Ces irrigations seront chaudes, aussi chaudes que la

main le pourra supporter : on atteindra ainsi 40° — 45° — 50° C.

Le liquide à employer ? Nous avons proscrit le sublimé pour des raisons exposées plus haut; on peut choisir l'acide borique ou tout autre liquide antiseptique non irritant. Je préfère à tous les liquides la solution thébaïsée dont nous avons, plus haut, donné la formule et indiqué le mode d'emploi.

Si le gonflement des paupières était par trop considérable, on pourrait employer, au lieu du liquide précédent, une solution naphtolée; toutefois, cette circonstance, fréquente dans l'ophtalmie purulente, ne se présente pas si souvent dans la conjonctivite pseudo-membraneuse catarrhale.

Concurremment avec ces irrigations chaudes qui forment la pierre angulaire du traitement, nous conseillons d'assurer l'antisepsie de la cavité conjonctivale par l'introduction, répétée deux fois par jour, d'une pommade iodoformée à 1/50. Les fausses membranes et les culs-de-sac seront garnis avec soin de cette pommade et l'application en sera d'autant plus nécessaire qu'il existera du côté de la cornée des lésions ulcéreuses.

Parfois, surtout à la période d'élimination de fausses membranes et quand la cornée est altérée, il s'établit une suppuration abondante que rien ne peut arrêter. L'emploi du terpinol a l'heureux effet, en pareil cas, de diminuer notablement cette sécrétion purulente. Le terpinol mélangé à parties égales d'huile de vaseline ou d'huile d'amandes douces prendra alors dans la pommade iodoformée la place de l'excipient.

Devra-t-on toucher les fausses membranes avec le jus de citron, comme Fieuzal l'a conseillé et comme, en général, on le fait pour ne rien avoir négligé dans le traitement d'une affection aussi grave qu'est la conjonctivite diphtéritique ? Il nous est difficile de prononcer. Dans les cas où nous avons vu les symptômes s'amender, nous sommes enclin à croire que l'amélioration était plutôt due aux irrigations soigneusement faites qu'aux applications du jus de citron. En tous cas, cette thérapeutique ne s'applique qu'aux fausses membranes adhérentes ou à l'infiltration diphtérique, et le chirurgien ne devra laisser à personne le soin d'appliquer le topique ; avec un petit pinceau légèrement imbibé il touchera la fausse membrane seule, avec le citron, une ou deux fois par jour; un pansement iodoformé suivra aussitôt après.

Sourdille, dans son mémoire, propose un topique plus moderne que le jus de citron et mieux en rapport avec les traitements actuels de la diphtérie ; c'est un liquide à base d'acide phénique sur le modèle des collutoires préconisés par Gaucher et Hutinel ; sa composition est la suivante :

Glycérine........................	20 grammes.
Acide phénique..................	2 —

Avec un tampon de coton hydrophile trempé dans ce liquide on fait de larges frictions sur les points envahis par la fausse membrane, en évitant autant que possible de mettre la solution en contact avec la cornée ; ces attouchements seront répétés deux fois par jour.

Dans l'intervalle, Sourdille conseille l'instillation, répétée toutes les deux heures, d'un collyre au violet ou au bleu de méthylène à 1/1000.

En cas de complications du côté de la cornée, l'ulcère sera touché directement avec un pinceau imbibé de la solution phéniquée et l'instillation du collyre au violet ou bleu de méthylène sera continuée.

Bien entendu, ces applications topiques seront suivies d'un pansement iodoformé et accompagnées d'irrigations chaudes, pratiquées ainsi que nous l'avons indiqué précédemment.

Bourgeois (*Journ. des Praticiens*, juin 1894) se rallie aux irrigations à 35° à 45°, que j'ai préconisées, mais il préfère l'insufflation d'aristol à l'iodoforme, et surtout il recommande de badigeonner deux fois dans les vingt-quatre heures la fausse membrane avec le topique suivant :

Acide sulforicinique..............	20 grammes.
Acide phénique..................	1 à 2 —

Avec la nouvelle méthode thérapeutique, la sérothérapie, une voie est ouverte et qui peut être fructueuse ; on se prend à espérer qu'elle épargnera aux yeux les terribles dégâts de l'ophtalmie diphtéritique, encore que celle-ci soit une maladie rare.

DEUXIÈME PARTIE

LES SUITES DES OPHTALMIES

LES LÉSIONS CONSÉCUTIVES DES OPHTALMIES DU NOUVEAU-NÉ

Les lésions oculaires qu'on rencontre, une fois que sont terminés les accidents inflammatoires et infectieux que nous venons de passer en revue, constituent à elles seules un chapitre important dans l'histoire des ophtalmies du nouveau-né ; il est nécessaire de leur réserver une description spéciale. On ne saurait, en effet, s'occuper des altérations de la cornée, tant que l'ophtalmie qui en est la cause n'est pas, elle-même, entièrement guérie.

C'est ainsi donc que, logiquement, la description des suites des ophtalmies doit être faite dans un chapitre séparé, d'autant que ces lésions consécutives ne sont, en somme, que des cicatrices variées, lesquelles peuvent aussi bien se produire dans d'autres circonstances (brûlures, traumatismes), en dehors de toute ophtalmie.

Les ophtalmies du nouveau-né peuvent laisser des

traces de leur passage sur les diverses parties de l'œil touchées par l'inflammation ou l'infection : la conjonctive, les paupières, la cornée.

A la conjonctive, on peut voir, à la suite de certaines ophtalmies, des adhérences variées qui constituent le *symblépharon*.

La paupière peut être intéressée en partie ou en totalité et, revenant sur elle-même, par un processus de rétraction cicatricielle, donner lieu au renversement en dedans des cils, ou *entropion*.

Enfin, les lésions consécutives des ophtalmies peuvent, et c'est le cas le plus fréquent, intéresser la cornée de façon à y produire des *taies* ou des *staphylomes*.

Ces altérations cornéennes sont les plus importantes à connaître, tant au point de vue du pronostic qu'à celui du traitement qu'il convient de leur appliquer. D'ailleurs, elles peuvent succéder indifféremment à toutes les ophtalmies, de quelque variété qu'elles soient; ces lésions ne sont nullement spécifiques d'une forme de l'infection conjonctivale plutôt que d'une autre.

Leur importance les désigne pour occuper le premier chapitre.

I

LÉSIONS DE LA CORNÉE

La cornée, dans le cours des ophtalmies du nouveau-né, peut se nécroser ou s'ulcérer; nous nous sommes étendu sur ces divers processus dans le chapitre précédent.

Il en résulte une cicatrice et c'est celle-ci qu'il nous reste à envisager quand elle a subi son évolution complète, c'est-à-dire quatre ou cinq semaines après l'ophtalmie. Disons d'abord qu'il n'importe pas que cette cicatrice soit née au cours d'une ophtalmie purulente plutôt que pendant une conjonctivite pseudo-membraneuse. La lésion cicatricielle reste toujours identique à elle-même et, dans tous les cas, il y a identité de pronostic et de traitement.

Ceci étant établi, les altérations de la cornée peuvent se présenter ici sous trois aspects différents :

1° Sous forme de *taies*. — C'est quand les ulcérations ou la nécrose de la cornée n'ont attaqué que peu profondément cette membrane, de telle façon que la cicatrice s'établit sans déformer sensiblement sa courbure générale.

2° *Le staphylome opaque.* — Ici, la cornée, plus profondément altérée, dans un point seul ou dans sa totalité, a cédé à l'effort de la pression oculaire et a subi une déformation, une poussée en avant.

3° *L'atrophie du globe.* — Dans ce cas, la cornée tout entière a été détruite et même détachée de sa place; il en est résulté la transformation du globe oculaire en un moignon plus ou moins informe.

TAIES DE LA CORNÉE

Parmi les taies de la cornée, il faut distinguer, par ordre de gravité croissante:

1° Le *néphélion*, qui est un simple nuage demi-transparent et très superficiel.

2° L'*albugo*, qui est représenté par une opacité déjà plus accentuée, mais non pas tout à fait dénuée de translucidité.

(Ces deux premières variétés, étant constituées par des cicatrices légères et superficielles, sont susceptibles d'une résorption plus ou moins complète.)

3° Enfin, le *leucoma*, qui est épais, opaque, constitué par un tissu franchement cicatriciel et incurable.

Le néphélion semble un voile grisâtre, souvent à peine visible et seulement à l'éclairage oblique sous la forme d'un reflet un peu terne; l'albugo donne l'apparence d'un nuage blanchâtre, estompé aux bords; le leucoma forme une tache d'un bleu mat éclatant.

Le leucoma ou leucome peut affecter des rapports

de continuité avec l'iris, si celui-ci a été pincé dans la cicatrice lors d'une perforation survenue à la cornée; cette lésion prend alors le nom de *leucome adhérent* et présente des dangers particuliers, surtout au point de vue du glaucome.

Les *néphélions* translucides sont souvent difficiles à apercevoir par un examen superficiel et direct. Les malades se plaignent d'une imperfection de la vue, qui est causée par ce fait que le néphélion diffuse les rayons lumineux et fait perdre à la vision sa netteté.

La cornée n'offre pas de trouble apparent, et c'est seulement en l'examinant de côté et avec une loupe qu'on aperçoit un reflet grisâtre qui indique l'opacification de la couche la plus superficielle de la membrane.

L'*albugo*, quoique plus marqué et très visible au seul examen direct, agit aussi par diffusibilité sur la netteté des images, car l'opacité de la lésion cornéenne n'est pas, en général, assez épaisse pour n'être pas traversée par les rayons lumineux.

Même cette translucidité, encore qu'imparfaite, est plus gênante pour la vision que ne le serait une opacité absolue. Celle-ci, en effet, en supprimant tout rayon visuel, empêcherait ainsi la formation des images de diffusion qui viennent se surajouter fâcheusement à l'image nette donnée par la partie transparente de la cornée.

Nous verrons que cette circonstance nous servira, en certains cas, à nous conduire à adopter le tatouage, même au point de vue thérapeutique.

Les troubles visuels que peuvent causer le néphélion et l'albugo dépendent naturellement de la place qu'occupent ces lésions sur la cornée et de leur étendue. Si les opacités sont périphériques et n'empiètent pas sur le champ de la pupille, la gêne visuelle peut être nulle, car la cicatrice n'est pas assez importante pour avoir déformé la cornée. Le trouble de la vision est d'autant plus marqué que la pupille se trouve davantage masquée. Parfois, une seule taie recouvre en tout ou en partie le champ pupillaire ; d'autres fois, la pupille est cachée, ou à peu près, par la réunion de plusieurs de ces taies à des degrés différents d'opacité.

Pour des raisons que nous avons dit plus haut, il n'est pas nécessaire, pour que le trouble visuel soit déjà considérable, que l'opacité soit accentuée.

L'œil ainsi atteint perçoit tous les objets comme dans un brouillard, comme s'il regardait au travers d'une vitre embuée. Lorsque la pupille est incomplètement recouverte par la taie, les troubles visuels sont assez sensiblement les mêmes ; toutefois, les objets apparaissent plutôt déformés et vus partiellement brouillés.

Nous avons réuni le népbélion et l'albugo dans une même description parce que ces deux lésions comportent le même pronostic, d'une façon générale, et sont justiciables du même traitement.

Ce sont des lésions qui peuvent se résorber et qui sont susceptibles de guérir plus ou moins complètement par un simple traitement médical ou même toutes seules. Il ne faut pas, toutefois, considérer comme assuré ce processus de résorption ; celle-ci est possible, mais nullement certaine et, somme toute, assez rare encore, surtout pour être complète.

Traitement. — Le but du traitement est de réveiller

dans la cornée une irritation substitutive destinée à hâter ou à faciliter la résorption des exsudats cornéens. On comprend donc que ce traitement ne pourra être commencé que lorsque l'irritation primitive infectieuse de l'œil aura entièrement pris fin ; il faut que l'ophtalmie soit absolument terminée, que l'œil soit exempt de toute rougeur.

Le premier des moyens à employer est la douche de vapeur, pratiquée à l'aide de l'appareil de Lourenço ou d'un instrument similaire. Cet instrument donne un jet fin de vapeur que le malade doit recevoir dans l'œil ouvert et à une courte distance, à une quinzaine de centimètres environ. Chez les enfants, la manœuvre n'est pas aisée à pratiquer, car il faut non seulement tenir les paupières ouvertes avec des écarteurs pendant la douche, mais encore on doit maintenir l'enfant lui-même en bonne position. Aussi remplacera-t-on pratiquement la douche de vapeur par des compresses boriquées chaudes, tenues sur l'œil pendant deux heures le matin et deux heures le soir. Ces compresses chaudes comprendront successivement l'application : d'un petit carré de linge fin, imbibé de la solution chaude, d'un morceau de flanelle par-dessus, de taffetas gommé recouvrant le tout et destiné à maintenir la compresse en état d'humidité chaude.

A côté des compresses chaudes doit prendre place l'application des topiques substitutifs. Celui qu'on emploiera de préférence est la pommade au précipité jaune, à la dose de 1 à 2 pour 100. La pommade sera introduite entre les paupières à l'aide d'un morceau de papier roulé ou d'un petit pinceau fin, et l'on en fera suivre l'application d'un massage de quelques minutes du globe de l'œil à travers les paupières tenues fermées. L'application de la pommade jaune et des compresses chaudes sera poursuivie quotidiennement, avec persévérance ; il faut plusieurs mois pour éclaircir les taies de la cornée.

Au bout d'un certain temps, on peut remplacer la pommade jaune par le calomel en poudre et appliqué de la même façon.

On a employé dans le même but des préparations opiacées, le vin d'opium pur ou coupé d'eau. Le traitement connu de Follin se compose le matin de l'instillation d'une goutte de laudanum de Rousseau, le soir d'une goutte d'un collyre au nitrate d'argent :

Eau	10 grammes.
Nitrate d'argent.....................	5 centigr.

L'électricité à courants continus a été vantée dans les taies de la cornée, et de même l'électrolyse. Toutefois, les résultats de ces deux méthodes ne sont encore ni assez nombreux, ni assez concluants pour qu'il soit permis de les recommander autrement qu'avec de grandes réserves.

Enfin, lorsque les divers moyens que nous venons d'énumérer, employés depuis assez longtemps, ont échoué et que la vision reste assez troublée pour empêcher l'œil atteint de servir à quelque chose, il reste, en certains cas, la ressource de l'*iridectomie optique*.

L'iridectomie optique a chance de donner de bons effets dans deux cas :

1° Si la taie couvre le centre de la cornée et la pupille, parce que la brèche nouvelle faite dans l'iris constitue un bon passage aux rayons lumineux;

2° Si l'opacité cornéenne est diffuse et s'étend largement jusqu'au bord de la cornée, parce qu'il est ordinaire de voir alors l'opération d'iridectomie amener un certain éclaircissement périphérique de la taie.

C'est un fait souvent constaté que l'iridectomie, soit par la section de la cornée, soit par l'excision de l'iris et en vertu d'un processus mal connu, amène, surtout à leur périphérie, l'éclaircissement des taies cornéennes, pourvu que l'opacité n'en soit que diffuse.

Dans les néphélions et les albugos, un tel effet peut donc être escompté.

En résumé, quand, dans ces sortes de taies, l'iridectomie reste la seule ressource, il faut en espérer de bons effets, surtout si l'opacité se trouve centrale ou diffuse.

Seulement, l'opération ne doit pas être conduite de même dans les deux cas.

Quand il s'agit d'une opacité centrale, le but à atteindre est la création d'une petite fenêtre irienne à côté de la pupille qui se trouve obstruée ; l'iridectomie doit être petite.

Si l'opacité est diffuse, au contraire, on fera une section de l'iris large et périphérique, afin d'augmenter les effets dynamiques de l'opération.

Les instruments nécessaires sont : un écarteur des paupières, une pince à fixer, une pince et des ciseaux à iridectomie, enfin un couteau de de Græfe ou mieux un couteau lancéolaire.

Une fois la kératotomie faite et l'iris pris dans la pince, on sectionnera celui-ci d'un seul coup de ciseaux près de la pince, pour obtenir une petite pupille artificielle et on donnera deux coups de ciseaux très périphériquement quand on voudra avoir une large brèche irienne.

Où devra-t-on placer la pupille optique ? Lorsque la

taie est étendue à la plus grande partie de la cornée, on placera celle-ci où l'on pourra, en se basant sur l'état de la membrane transparente. Force sera de localiser l'iridectomie au segment cornéen le moins opaque et le plus capable de permettre aux rayons lumineux de passer.

En dehors de cette circonstance et quand on aura le choix, on placera l'iridectomie de préférence en bas et un peu en dedans, car c'est la position la plus favorable pour la situation ordinaire des yeux, qui est la convergence avec inclinaison inférieure; c'est la position du travail, de la lecture, etc. Après la situation en bas et en dedans, les positions les plus favorables sont successivement : en bas, en dedans, en dehors et enfin en haut.

La situation supérieure pour l'iridectomie optique est la pire, parce qu'alors la nouvelle pupille se trouve ordinairement cachée par la paupière supérieure et, de ce fait, inutilisée. Les sujets ainsi opérés sont obligés, pour y voir, d'écarquiller les yeux en relevant la tête, ce qui leur donne une physionomie particulière.

Quand une iridectomie optique a été faite, le patient demande souvent que la taie qu'il présente soit dissimulée par un tatouage. Cette opération peut être exécutée, en effet, dans certains cas d'albugos restés apparents, mais elle est surtout indiquée dans les leucomes, qui sont très visibles avec leur couleur d'un blanc mat et éclatant. Nous en traiterons au prochain chapitre.

Le *leucome* ou *leucoma* constitue, en effet, une difformité très disgracieuse. Principalement lorsque l'iris se trouve d'une teinte un peu foncée, la tache blanche nacrée du leucome ressort sur ce fond un peu obscur avec vigueur et s'aperçoit de fort loin. Le leucome est ordinairement entouré d'une zone de cornée plus légèrement atteinte par la cicatrice et qui représente les lésions que nous venons de décrire sous le nom de néphélion et d'albugo.

Le même traitement topique est applicable à ces divers états cicatriciels; mais, tandis qu'on peut encore espérer une certaine amélioration par le traitement médical dans les taies translucides de la cornée, il est presque impossible d'attendre la moindre modification de la cicatrice opaque qu'est le leucome. Après un certain temps consacré à l'usage de la pommade jaune et du traitement de Follin, on en arrivera donc à l'expédient de l'iridectomie optique lorsque celle-ci sera susceptible de rendre quelques services.

Il est des cas, toutefois, où il n'y a rien à attendre d'une telle opération, soit que la cornée soit entièrement opacifiée, soit que la partie restée transparente de cette membrane soit très minime et périphérique.

Faut-il essayer alors d'abraser la cicatrice cornéenne couche par couche, jusqu'à ce qu'on ait ainsi atteint le tissu cornéen normal? Plusieurs auteurs, ainsi que le rapporte M. Panas, dans son traité, ont tenté cette opération, Rosas, Gültz, Hamilton et surtout Malgaigne (*Annales d'Oculistique*, 1843-45), qui appuie sa proposition de la connaissance de ce fait que les opacités cicatricielles de la cornée siègent surtout dans les parties superficielles. Malgaigne avait expérimenté sur des animaux et constaté que l'abrasion d'une certaine épaisseur de la cornée ne laissait pas derrière elle de icatrice opaque. Malheureusement, en pratique, ce mode de traitement ne donne pas d'aussi bons résultats qu'on pourrait le penser. Outre qu'on ne peut savoir d'avance jusqu'à quelle profondeur s'étend le tissu de cicatrice, il est d'observation courante de voir la taie se reproduire après une telle opération.

C'est l'idée de substituer au tissu leucomateux une nouvelle cornée transparente qui fut l'origine de toutes les tentatives de restauration totale ou partielle de la cornée.

Reissinger essaya la transplantation *totale* de la cornée sur des lapins, mais sans beaucoup de succès, ce qui lui fit abandonner la méthode.

Mühlbaüer, Desmarres, tentèrent la kératoplastie *partielle*, et leurs tentatives, si elles n'ont pas pu faire entrer l'opération dans la pratique, démontrèrent que la transplantation d'une partie de la cornée était parfaitement réalisable. C'est à Von Hippel que nous sommes redevables d'un procédé opératoire bien réglé et capable de rendre véritablement des services dans certains cas déterminés de taies étendues des cornées.

Von Hippel exécute l'opération à l'aide d'un petit trépan de son invention, qui constitue un facteur indispensable dans sa réussite.

A l'aide de ce trépan, on circonscrit, au centre de la cornée leucomateuse, une rondelle de tissu opacifié, en ayant soin que le trépan ne franchisse pas la membrane de Descemet et s'arrête même aux lames les plus profondes du parenchyme cornéen. Cette rondelle cornéenne est ensuite enlevée par dissection, et ce temps de l'opération n'est pas le moins délicat.

Il ne reste plus qu'à encastrer dans la perte de substance ainsi créée une rondelle du tissu cornéen transparent, empruntée à un animal, à l'aide du même trépan. On se sert à cet effet de la cornée du lapin ou mieux du poulet, qui peut être prise en totalité pour être transplantée.

Un bandeau compressif permanent et la pression atmosphérique doivent suffire à assurer la fixation du lambeau rapporté de cornée. Il est malheureusement fréquent de voir cependant, à la première levée du pansement, la rondelle transplantée gisant, recroquevillée, au fond du cul-de-sac conjonctival.

L'opération se trouve alors avoir complètement manqué et la cicatrisation laisse le leucome se rétablir comme auparavant. Il existe cependant des cas heureux de malades améliorés très notablement par cette opération, et c'est pourquoi il faut la conserver comme un expédient utilisable, alors que l'iridectomie optique ne peut être d'aucun effet.

Quand le but optique est atteint, d'une façon plus ou moins satisfaisante, il reste encore à dissimuler le leucome par un tatouage, d'autant plus que ce mode d'intervention n'est pas inutile au point de vue optique proprement dit. Nous savons, en effet, que les images de diffusion qui se forment lorsque les rayons lumineux traversent une taie peu épaisse sont plus gênantes pour la vision que si le leucome formait une écorce absolument impénétrable à la lumière. Le tatouage a justement pour effet de donner à une taie qui est encore translucide cette opacité favorable.

Le tatouage de la cornée, qui est ordinairement une opération de complaisance, se justifie donc par cette dernière considération. Disons encore que, bien qu'on en ait dit, le tatouage reste une opération inoffensive, *si elle est faite antiseptiquement et s'il ne s'agit pas d'un leucome adhérent.*

Présentement, en effet, nous ne nous occupons que des leucomes non adhérents.

Le tatouage se pratique au moyen d'aiguilles à coudre, réunies en faisceau de deux, trois ou quatre, ou avec une aiguille unique, mais plus grosse et cannelée. On commence par insensibiliser l'œil fortement avec la cocaïne. Puis, lorsqu'il a été bien lavé à la solution antiseptique habituelle (sublimé à 1/2000, cyanure d'hydrargyre à 1/1500), on le sèche et on étale à la surface de la cornée leucomateuse une goutte d'encre de Chine très épaisse, fabriquée avec la même solution antiseptique. La taie est alors couverte d'encre de Chine ; à ce moment, fixant le globe avec une pince en le tenant de la main gauche, on donne avec la droite armée de l'aiguille, ou des aiguilles, de petits coups répétés et saccadés sur la taie, de façon à la cribler de piqûres et à faire pénétrer en même temps l'encre de Chine étalée à sa surface.

Après quelques instants, on essuie la cornée et on regarde le résultat obtenu. Si le tatouage n'est pas parfait, on recommencera une fois ou deux cette manœuvre.

Il serait imprudent toutefois de répéter outre mesure ces reprises de tatouage, surtout si les piqûres donnent un peu de sang, ce qui n'est pas très rare lorsque la taie est épaisse.

Il n'est pas habituel, dans le cas de leucomes un peu étendus, qu'une seule séance suffise à tatouer convenablement une taie quelque peu large ; on peut répéter l'opération à dix ou quinze jours d'intervalle, autant de fois qu'il sera nécessaire.

Certains auteurs ont proposé d'employer diverses substances pour le tatouage, suivant la coloration de l'iris. L'encre de Chine conviendrait aux yeux noirs, le carbonate de fer aux bruns, une poudre bleue aux iris bleus, etc.

Ce sont là des subtilités inutiles. On ne peut avoir la prétention de rendre à l'œil atteint de leucome son aspect absolument normal, et il s'agit simplement de faire disparaître la difformité, souvent très disgracieuse, qu'est la taie blanche ; l'encre de Chine y suffit amplement.

Avant d'aborder le chapitre des taies compliquées, des leucomes adhérents et des staphylomes, disons un mot d'un moyen, encore qu'exceptionnel, de tirer parti d'une cornée atteinte de taies étendues. Dans certains cas, la gêne visuelle tient moins à l'étendue des taies qu'à l'existence d'un astigmatisme irrégulier, créé par les cicatrices elles-mêmes. En pareil cas, l'existence d'une pupille optique n'apporte aucun avantage pour la vision, au contraire. C'est alors qu'on pourra utiliser les cornées artificielles, dites « verres de contact, contactbrille », qui s'appliquent directement sur la cornée, la moulent et reproduisent artificiellement sa courbure normale. C'est Herschell, au siècle dernier, qui eut le premier l'idée théorique d'appliquer un verre correcteur directement sur l'œil. Cette conception fut reprise par Fick à Zurich et Kalt à Paris.

Enfin, Sulzer (de Genève) a fixé la façon pratique de faire établir ces verres, qui sont d'une construction très difficile. On les a employés surtout dans le kératocone, mais ils trouvent aussi leur utilisation dans l'astigmatisme irrégulier qu'on rencontre dans certaines cornées leucomateuses. Ils sont assez faciles à supporter, grâce à la cocaïne. Leur adhésion à la surface cornéenne est maintenue par la pression atmosphérique et se fait par l'intermédiaire d'une gouttelette de liquide qu'on introduit avec une pipette entre la cornée et le verre de contact.

Malgré sa simplicité apparente, cette application du verre de contact n'a été, jusqu'ici, que très limitée; cette pratique gagnera à être vulgarisée.

TAIES COMPLIQUÉES

Le *leucome adhérent* est constitué par une taie opaque, semblable à celle que nous venons de décrire, mais dont la formation a été accompagnée de perforation de la cornée et qui se trouve avoir contracté des adhérences avec la membrane irienne.

Sa différence avec les staphylomes, que nous allons avoir à envisager plus tard, est en ceci que la cornée, dans le leucome adhérent, n'a pas subi de déformations notables, tandis que, dans le staphylome, c'est la réformation cornéenne qui est le phénomène principal.

Les adhérences de l'iris et de la cornée peuvent avoir les étendues les plus diverses, depuis un simple filament ténu, à peine visible, de tissu connectif reliant à la cornée l'iris resté en place, jusqu'à la vaste attache de toute une partie du sphincter de l'iris, lequel, dans ce cas, a perdu sa forme, la pupille étant déplacée et déformée. Dans le premier cas, l'adhérence est formée par une partie seulement des couches antépieures du stroma de l'iris et le reste du sphincter reste en place ; dans le second cas, le diaphragme tout entier de l'iris est pris dans la cicatrice.

C'est, en effet, de ces différences dans la constitution de l'adhérence que se déduit le mode d'intervention que nous allons avoir à choisir.

La déformation de la pupille dépend de la position de la perforation cornéenne et de la quantité de l'iris enclavé. Si l'ulcère est périphérique, la pupille est fortement attirée de ce côté et prend la forme d'une poire dont l'extrémité effilée aboutirait à la perforation. Si la quantité d'iris enclavé est grande, la pupille peut être réduite à une simple fente et rendue presque inutile pour la vision.

Lorsque la perforation est centrale, la déformation pupillaire peut être peu sensible, à moins que l'ouverture cornéenne n'ait été grande, auquel cas l'iris peut s'être engagé par la plus grande partie de son bord pupillaire.

Il en résulte alors une occlusion ou séclusion complète de la pupille, qui nécessite une prompte intervention.

Si l'adhérence irienne est très mince et constituée soit par un simple filament, soit par une partie plus considérable de la membrane irienne, mais que tout son tissu ne soit pas intéressé, il est utile de s'attaquer à cette adhérence, afin de dégager l'iris et de lui rendre l'intégralité de ses mouvements.

Pour cela faire, on ouvrira avec une lance la cornée au voisinage de l'adhérence et on cherchera à la sectionner avec les pinces-ciseaux introduites dans la chambre antérieure.

Une autre manœuvre pourra être tentée, suivant les cas. Elle consiste à entrer dans la chambre antérieure avec un fin couteau de de Græfe (les couteaux à cataracte, très usés, font parfaitement l'affaire), puis, avant de faire ressortir la pointe, de passer le couteau sous l'adhérence, de façon à ce qu'elle se trouve forcément coupée lorsque s'achèvera la section de la cornée.

Lorsque cette manœuvre se trouvera réalisable, elle donnera de meilleurs effets que la section aux ciseaux, qui n'est pas toujours facile à exécuter, car le tissu irien fuit devant les branches de l'instrument et ne se laisse pas sectionner franchement.

Une fois l'adhérence libérée, l'opération s'arrêtera là si la pupille est assez dégagée; dans le cas contraire, on pratiquera une iridectomie optique, suivant les règles établies précédemment, et l'incision pratiquée pour la section de la bride irienne devra être combinée pour servir à la double indication.

Lorsque la partie de l'iris enclavée dans la cicatrice cornéenne sera trop complète et trop large pour être sectionnée, on se contentera de créer une pupille optique, suivant les besoins et sans se préoccuper de l'adhérence, qui est d'ailleurs incapable, par sa présence, de constituer un danger pour l'œil.

Dans le cas où l'enclavement est large, c'est la section au couteau par transfixion de la cornée qui est le procédé de choix; la section aux ciseaux fins ne peut convenir qu'aux brides peu étendues.

Bien entendu, qu'à côté de ces opérations optiques et portant sur l'iris il y a lieu de placer tout ce qui peut être fait contre le leucome lui-même, et que nous ne ferons qu'énumérer, sans revenir sur la description des procédés.

On tentera donc d'éclaircir la taie par les moyens médicamenteux; puis on tatouera ce qui sera resté blanc. On observera toutefois qu'il y a quelque danger à tatouer un leucome dans lequel se trouve engagée une portion de la membrane irienne, à cause des inoculations septiques qui peuvent être ainsi faites dans le tissu si vasculaire de l'iris. On commencera donc par dégager l'iris avant de faire le tatouage.

Quand l'adhérence irienne n'aura pu être détruite, que l'iris, trop longuement enclavé peut-être, restera emprisonné dans la cornée, le tatouage est-il donc entièrement à écarter? Certains auteurs, en effet, repoussent absolument cette opération en pareil cas; nous ne sommes pas si absolu et nous avons vu de nombreux cas où des leucomes très adhérents et même staphylomateux ont été traités avantageusement par le tatouage. Il faut seulement alors apporter une attention plus grande encore à l'opération, au point de vue de l'antisepsie, et arrêter les piqûres dès qu'il surviendra un peu de sang. Les séances de tatouage seront moins longues et plus répétées.

Leucome et cataracte pyramidale. — En coïncidence avec un leucome qui aurait succédé à une perforation de la cornée, on observe parfois une complication singulière du côté du cristallin. On voit sur la cristalloïde antérieure, au milieu de la pupille généralement, une très petite tache blanche, très blanche, un peu surélevée comme un tout petit cône. C'est la *cataracte pyramidale.*

Le leucome cornéen se trouve alors au centre de la cornée, en face cette tache cristallinienne.

Voici quel est le mode de formation de cette opacité du cristallin. Au moment de la perforation de la cornée, la chambre antérieure s'est affaissée et la cornée est venue s'appliquer sur l'iris et, par le trou de la pupille, sur le cristallin. C'est à ce moment que l'iris s'engage dans la perforation et y contracte des attaches qui seront plus tard des adhérences. Mais, si la perforation se trouve juste en regard du trou pupillaire et non en contact avec l'iris, il ne peut y avoir de prise de cette membrane.

Dans ce cas particulier, qui est le nôtre actuel, c'est le cristallin qui fait bouchon et contracte, dans les quelques heures qui suivent, des adhérences avec les bords ou l'ouverture cornéenne; en même temps et par irritation du voisinage, les cellules épithéliales qui doublent intérieurement la capsule du cristallin prolifèrent et donnent lieu à une opacité interne, avec soulèvement de la capsule.

Quand la chambre antérieure se reforme, la cristalloïde antérieure ne peut se déployer, comme le fait l'iris, pour suivre la cornée dans son retrait; les adhérences se rompent alors, et c'est la trace de cette adhésion, jointe à l'opacification sous-jacente et limitée qui, restée visible à la surface antérieure du cristallin, a reçu le nom de cataracte pyramidale.

On le voit, cette cataracte est caractérisée *en partie* par des dépôts exsudatifs, situés *en dehors* de la capsule du cristallin. C'est la seule variété de cataracte qui offre cette particularité, toutes les autres étant seulement intérieures. On la reconnaîtra à ce que le point blanc est unique (différence avec la cataracte ponctuée), et à la présence, à la partie antérieure de la cornée, d'un petit leucome ou d'une légère opacité, trace de l'ancienne perforation.

Il n'y a pas de traitement propre à cette variété de cataracte, qui est d'ailleurs ordinairement fort peu gênante pour la vision.

STAPHYLOMES

Les staphylomes sont constitués par une cicatrice produite par un prolapsus préalable de l'iris, et, en somme, c'est une cicatrisation plutôt du tissu de l'iris hernié que de la cornée, qui en ce point n'existe plus. C'est donc une différence fondamentale et double qui existe entre les staphylomes et les leucomes adhérents, puisque ces derniers sont constitués par la cornée elle-même et que la forme de cette membrane est conservée.

Suivant l'étendue de l'ectasie staphylomateuse, les staphylomes se distinguent en partiels ou totaux.

Le staphylome *partiel*, consécutif à la destruction d'une partie seulement de la cornée, confine à une partie restée encore transparente de cette membrane, mais qui est toujours considérablement déformée. De plus, comme l'iris est engagé sur une très grande étendue dans le staphylome, ce qui en reste est tiraillé, tendu au-dessous de la partie cornéenne transparente et la pupille se trouve presque toujours emprisonnée, au moins partiellement. L'aspect et les dimensions de ces staphylomes varient quelque peu; mais cependant les staphylomes partiels affectent ordinairement une forme conique, alors que les staphylomes totaux sont plutôt globuleux, ainsi que nous le verrons. Les troubles visuels considérables tiennent à l'exclusion de la pupille et aussi à la déformation cornéenne; aussi, en de tels cas, une iridectomie optique, même réussie, ne permet que très exceptionnellement une vision satisfaisante.

Le staphylome *total* se produit dans les cas de destruction complète de la cornée. L'iris, qui se bombe sous la pression intra-oculaire et dont la surface finit par s'organiser en cicatrice, se présente alors sous la forme d'une proéminence rarement conique et beaucoup plus souvent globuleuse, qui ne rappelle que de fort loin la forme de la cornée. La couleur du staphylome est d'un blanc bleuâtre, qui évoque naturellement l'idée d'un tissu de cicatrice, et la teinte de cette cicatrice est d'autant plus blanche et plus mate que le staphylome est plus ancien ; quand le staphylome est de date récente et que la couche du tissu cicatriciel est encore mince, on aperçoit au travers le pigment noir de l'iris qui en forme le substratum. Le staphylome offre alors une teinte bleuâtre ou ardoisée, qui peut, à la rigueur, le faire comparer à un grain de raisin noir. C'est de cette vague ressemblance qu'est venue de l'antiquité cette dénomination de *staphylome* (σταφυλή, raisin). Plus tard, la couche de cicatrice s'épaissit et devient blanche. Au cours de la cicatrisation, il arrive que des brides transversales se forment qui étranglent une ou plusieurs parties du staphylome et lui donnent un aspect irrégulier par les boursouflures qu'elles laissent se former entre elles. Cette variété de staphylome est désignée sous le nom de staphylome *racemeux*.

L'iris et le fond de l'œil sont invisibles dans le staphylome total. Au point de vue de la participation des autres parties de l'œil à la déformation staphylomateuse, trois cas peuvent se présenter : quand la cornée n'a pas été entièrement détruite lors de l'établissement de la hernie de l'iris, il reste une collerette, un sertissage de tissu sain à la base du staphylome et tout autour de lui. Une si petite quantité de tissu cornéen sain est, d'ailleurs, inutilisable pour une iridectomie.

La cornée peut avoir été totalement détruite et le staphylome s'élève à sa place, mais sans empiéter sur la sclérotique, présentant, ainsi, avec le reste de l'enveloppe de l'œil, une ligne de démarcation très tranchée.

Enfin, il peut se produire une participation de la sclérotique au staphylome et l'œil se distend en totalité suivant un processus que nous allons avoir à étudier.

D'autres fois, il se forme au niveau du corps ciliaire, en arrière du limbe scléro-cornéen, un amincissement de la sclérotique avec voussure, et cette déformation constitue ce qu'on appelle le staphylome intercalaire. Ces deux variétés de distension scléroticale surviennent par le fait d'un nouveau facteur dans l'évolution morbide du staphylome : l'exagération de la tension oculaire.

Pour comprendre ce processus d'hypertonie qui joue un rôle si important dans le pronostic des staphylomes, et surtout des staphylomes partiels, il est nécessaire de connaître les détails d'anatomie du staphylome cornéen. Celui-ci est essentiellement constitué par un tissu de cicatrice, d'une épaisseur variable et variable même suivant les points d'un même staphylome. Là, la lame cicatricielle peut être épaisse, blanche, d'aspect cartilagineux; ici, c'est une mince pellicule qui recouvre ia couche pigmentaire de l'iris qui transparaît au travers. De là, cet aspect ordinaire des staphylomes où la surface est parsemée de petites aches ou points noirâtres.

Dans cette couche de tissu cicatriciel, on retrouve mal les éléments de la cornée et surtout les couches de Bowman et de Descemet. Il n'y a pas lieu de s'étonner, puisqu'on sait que la cornée a été détruite plus ou moins profondément. Les couches propres sont remplacées par du tissu fibreux, et l'épithélium épaissi et proliféré offre parfois des dispositions inattendues. J'ai observé avec Haensell un cas (1) dans lequel les cellules de la couche profonde étaient longuement étirées en forme de massues et où la substance propre fibrillaire se continuait manifestement avec les fibrilles du tissu fibreux qui constituait la masse exubérante de la cicatrice.

Il y avait là une union du tissu épithélial et du système fibreux. La membrane de Bowman avait disparu, mais celle de Descemet existait encore à l'état de vestige.

La distension en avant du staphylome et la propulsion de l'iris avec lui suppriment la chambre antérieure au profit de la chambre postérieure, qui prend un développement inusité. En même temps, le corps ciliaire est tiraillé, surtout s'il existe une dilatation sclérale.

Le cristallin subit un sort variable; il peut être luxé de sa place ou rester immobilisé dans sa position naturelle par des adhérences avec le corps ciliaire. Il peut demeurer transparent, mais souvent il devient opaque en totalité ou partiellement et même se transforme en une masse calcaire et crétacée. D'autres fois, cet organe se réduit à une membrane plissée et siliqueuse.

Quand il existe de l'hypertonie, celle-ci engendre

(1) VALUDE, *Archives d'ophtalm.*, 1890, p. 155.

des désordres du côté des membranes profondes de l'œil, désordres qui se traduisent par la liquéfaction du corps vitré, ce qui est important au point de vue chirurgical; ceux-ci tiennent à l'atrophie de la rétine et de la choroïde.

Cette hypertonie, qui est un des inconvénients du staphylome total et qui constitue le point noir principal du staphylome partiel, comment se produit-elle? Certains auteurs pensent qu'elle est due à l'enclavement de l'iris dans son début; qu'elle précède, par conséquent, le staphylome et qu'elle le cause.

D'autres auteurs, Fuchs en particulier (*Traité d'Ophtalmologie*), pensent que cette opinion n'est vraie que dans un nombre restreint de cas et que c'est plutôt l'inverse qui serait le vrai, à savoir : que ce serait le staphylome qui serait susceptible d'engendrer l'hypertonie.

L'augmentation de la tension intra-oculaire s'explique aisément quand tout le bord libre de l'iris est pris dans le staphylome et qu'il y a séclusion pupillaire; c'est là, d'ailleurs, un cas fréquent. Dans cette circonstance, l'humeur aqueuse sécrétée par les procès ciliaires ne peut suivre sa voie normale et passer par la pupille, pour gagner la chambre antérieure; le liquide s'accumule alors derrière l'iris, le refoule en avant en repoussant en arrière le cristallin et l'humeur vitrée. Il en résulte une hypertonie qui va s'accentuant par des poussées qui coïncident avec des états passagers d'irritation des nerfs ciliaires : c'est le glaucome secondaire.

Dans les cas de staphylome partiel, où la pupille n'est pas totalement engagée ou même pas prise du tout dans le staphylome, il peut exister cependant du glaucome secondaire et alors le mécanisme précédent ne peut être invoqué. On admet alors comme étant l'hypothèse la plus vraisemblable que l'hypertonie est causée par les tiraillements de l'iris. L'irritation du système ciliaire produite par ces tiraillements donne lieu à une exagération dans la sécrétion de l'humeur aqueuse et des liquides intra-oculaires. Cette hypothèse a été admise à la suite des travaux de Arlt, qui a cherché à démontrer que le glaucome secondaire était plus fréquent dans le staphylome conique que dans le sphérique, parce que, dans le premier, le tiraillement de l'iris était plus considérable. Dans le staphylome conique, en effet, la paroi du staphylome se continuant, d'un côté au moins, insensiblement et sans ressaut avec le reste de la cornée ou le contour sclérotical, à mesure que le staphylome croît, la traction s'opère, directe et sans être contrariée, sur l'iris et le corps ciliaire.

Quand le staphylome est sphérique, il élève perpendiculairement ses bords sur la surface de la cornée et il se fait à ce niveau une sorte de poulie de renvoi où l'iris contracte des adhérences, ce qui diminue l'effet de la traction du sommet du staphylome sur la base de la membrane irienne. Telle est l'explication d'Arlt et que Fuchs admet dans son traité. Elle ne rend pas compte de tous les cas, car on a vu des malades qui présentaient de l'hypertonie avec une cicatrice ectatique de la cornée, mais sans qu'il y eût d'enclavement de l'iris et, par conséquent, de tiraillements du corps ciliaire.

Quoi qu'il en soit, le développement de l'hypertonie constitue la principale complication dans les staphylomes, et c'est à l'empêcher que sont destinés presque tous les efforts de la thérapeutique.

Prévenir la formation du staphylome lui-même est plus difficile chez les enfants. L'ectasie de la cicatrice provient, en effet, d'efforts répétés, et ces efforts ont leur source dans les pleurs, les cris de l'enfant, cris et pleurs qu'il est difficile d'empêcher. C'est pour diminuer autant que possible cette tendance à l'hypertonie que nous conseillons les myotiques, ésérine ou pilocarpine, dès le moment où la cicatrisation est terminée et qu'il n'y a plus qu'à attendre la consolidation de cette cicatrice. Ces myotiques, en abaissant d'une certaine quantité la pression intra-oculaire, luttent avec une certaine efficacité contre les poussées d'hypertonie produites par les efforts de l'enfant. Nous pouvons citer à l'appui le cas d'un enfant atteint de glaucome secondaire déjà constitué et de buphtalmie déclarée, chez lequel l'œil reprit son volume normal après un traitement de six mois par un collyre à l'ésérine.

Une fois le staphylome constitué, il est rare cependant que l'œil reprenne sa tenue normale sous l'action des seuls myotiques; il faut ordinairement arriver à une intervention opératoire. En cas de staphylome partiel, il conviendra même de hâter l'opération qui est destinée à enrayer la marche du staphylome et à empêcher que ses progrès ne le rendent total.

Quelquefois cependant le staphylome arrive tout seul à disparaître, mais après des accidents qu'une opération aurait permis d'éviter. On voit, en effet, parfois, sous l'effet d'une hypertonie persistante, le staphylome augmenter de volume et s'amincir en certains points, jusqu'à se rompre. La petite rupture se referme alors, mais ce point reste très mince, fragile, facile à infecter et susceptible de se rompre de nouveau. L'infection est d'autant plus aisée que l'existence du staphylome, sa saillie plus ou moins prononcée entre les paupières, qui ne peuvent se fermer complètement, engendrent un état catarrhal de la conjonctive, lequel se traduit par de la rougeur, de la sécrétion, toutes conditions, en un mot, des plus favorables à l'infection. C'est ce qui finit par se produire un jour, et on assiste alors au développement d'une panophtalmie qui aboutit, mais après de longues souffrances, à la fonte purulente de l'intérieur de l'œil et à l'atrophie du globe.

Il faut éviter de laisser le staphylome accomplir cette évolution pénible, et généralement l'intervention chirurgicale l'aura prévenue, soit qu'il s'agisse d'un staphylome partiel qu'on aura cherché à enrayer dans son développement, soit que le staphylome, étant total et incurable, ait nécessité une opération radicale, destinée à supprimer l'irritation oculaire constante et les accès douloureux qui forment son cortège habituel.

Traitement du staphylome. — Nous avons déjà indiqué le traitement *prophylactique* du staphylome quand nous avons indiqué l'emploi des myotiques comme étant de nature à empêcher l'hypertonie de se produire, laquelle est la cause de la formation ectatique de la cornée. A un adulte on recommanderait de s'abstenir de tout effort pendant la cicatrisation d'un ulcère cornéen étendu ; mais, chez les enfants, on doit se contenter de l'usage du collyre à l'ésérine. On le continuera pendant toute la durée de la cicatrisation et de la consolidation de la cicatrice, c'est-à-dire un fort long temps, de façon à obtenir une cicatrice plate ; souvent même, suivant le conseil de Fuchs, il sera indiqué, avant d'abandonner le malade, de lui pratiquer précautionnellement une iridectomie. Si la taie est étendue, l'iridectomie deviendra toujours de mise, tôt ou tard, et il vaut mieux alors utiliser cette opération et prévenir le staphylome, car elle constitue encore le moyen le plus efficace que nous ayons d'empêcher l'ectasie de se former.

Si le staphylome est déjà développé et s'il est partiel, le traitement aura deux buts : 1° améliorer l'acuité visuelle autant que la nature du cas le permettra ; 2° enrayer la marche de l'ectasie.

L'*iridectomie* remplit ce double but, et cette opération vient en première ligne quand il s'agit du staphylome partiel. On voit alors combien il eût été avantageux de l'avoir pratiquée préventivement. L'iridectomie pratiquée lorsque le staphylome est en voie d'évolution fait disparaître l'hypertonie et, avec elle, la tendance à l'ectasie ; elle permet, lorsque le fond de l'œil n'a pas subi d'atteintes sérieuses de l'excès de tension et que le cristallin n'est pas dégénéré, un certain rétablissement de l'acuité visuelle. Ce dernier résultat n'est pas négligeable lorsque l'autre œil, ce qui arrive souvent, est atteint de staphylome total ou atrophique et réduit à un moignon.

On placera l'iridectomie au point où la cornée est restée transparente sur une plus grande largeur, parce que c'est là où la section de l'iris pourra être la plus grande.

Pour le rétablissement de l'acuité visuelle, ce sera la meilleure condition, même si, au point de vue optique, la position de la pupille artificielle se trouvait défectueuse. De ce que nous venons de dire, il résulte que l'excision de l'iris doit être la plus large et la plus périphérique possible.

S'il existe des lésions profondes de l'œil ou une opacification du cristallin avec adhérences complètes, l'iridectomie n'aura cependant pas été inutile, étant alors destinée simplement à prévenir l'hypertonie et, par suite, l'ectasie de la cicatrice.

Il est des cas où l'iridectomie pratiquée suivant le mode habituel devient impraticable, quand l'iris, refoulé contre la cornée, a contracté avec elle des adhérences et qu'il n'y a plus de chambre antérieure. Dans d'autres circonstances, la même opération est encore impossible à effectuer : c'est quand le staphylome est assez étendu pour ne laisser de transparent qu'une légère bordure de la cornée. Dans ces cas, il faut renoncer à l'iridectomie et s'attaquer au staphylome lui-même.

Quand l'iris est accolé à la cornée et que la chambre antérieure n'existe plus, on peut suivre le mode opératoire indiqué par M. Panas, dans son traité. Lorsqu'il n'existe plus d'espace pour passer le couteau, on fait glisser celui-ci derrière l'iris, que l'on incise à sa base en même temps que la cornée. Cela fait, il ne reste plus qu'à exciser un lambeau irien en V renversé, à l'aide de pinces-ciseaux introduites dans la chambre antérieure.

Même, si le couteau a pu passer dans la chambre antérieure très réduite, sans que l'iris soit coupé, il est quelquefois difficile, à cause d'adhérences étendues et fortes, d'attirer celui-ci au dehors pour le sectionner. Ici, comme précédemment, il faudra introduire la pince-ciseaux dans la chambre antérieure pour attaquer la membrane irienne.

En un mot, on fera comme on pourra, le but à atteindre étant l'excision d'un lambeau d'iris, pratiquée le plus périphériquement possible.

Il reste maintenant à s'attaquer à l'ectasie staphylomateuse elle-même.

Si le staphylome est récent et peu épais, on peut se contenter de l'*incision simple*, suivie de l'application d'un bandeau compressif. Si le staphylome est ancien, que ses parois soient épaisses, on emploiera l'excision d'une rondelle de tissu cicatriciel au sommet du staphylome, avec ou mieux sans réunion des lèvres de la plaie.

Quand on excise un tel staphylome, on voit le fond de la plaie rempli par une masse noirâtre, solide, qui n'est autre que le corps ciliaire et l'iris ramassés par des adhérences. Il est inutile véritablement de chercher à réunir les lèvres de la plaie ; la cicatrisation se fait très simplement et donne une bonne cicatrice plate.

Quand le staphylome qu'on a excisé est peu étendu et siège près du bord de la cornée, on peut, pour favoriser la cicatrisation, suivre le procédé mis en œuvre par Meyer, Trousseau et d'autres, et couvrir la surface dénudée du corps ciliaire d'un lambeau conjonctival emprunté au voisinage. On taille auprès du limbe une languette de conjonctive, qu'on laisse fixée par ses deux bouts; puis on l'attire comme un pont sur le staphylome excisé, pour l'en couvrir. Ce lambeau autoplastique est fixé en place par des fils qui doivent l'attirer dans la direction voulue. M. de Wecker tout récemment (*Annales d'Oculistique*, novembre 1894) a conseillé de disséquer circulairement la conjonctive au niveau du limbe et de fermer l'orifice de la muqueuse par une suture en bourse au-devant des plaies cornéennes; on peut employer ce procédé pour les pertes de substance résultant de l'ablation des staphylomes.

Ces opérations directement portées sur le staphylome peuvent, d'ailleurs, se combiner utilement avec l'iridectomie; celle-ci sera faite alors ultérieurement.

En résumé, l'excision de la partie ectatique de la cornée et l'iridectomie, voilà quels sont les deux moyens à employer de préférence dans le staphylome partiel.

Nous avons essayé souvent de réduire les staphylomes en pratiquant des ponctions ignées de la partie ectatique, ou, suivant le conseil de de Wecker, des ponctions équatoriales, faites avec le couteau de de Græfe et en forme de morsure de sangsue. Après la ponction, le staphylome s'affaisse, on instille de l'ésérine, on applique le bandeau compressif, et pendant quelques jours le résultat semble parfait. Malheureusement, en peu de temps l'ectasie recommence à se produire et, quand on a exécuté une série de ces ponctions chez le même malade et sans plus d'effet, on se résout à l'opération radicale et à l'iridectomie.

Dans le staphylome *total*, la vision ne peut être récupérée, puisque la cornée n'existe plus; il ne s'agit donc que de faire disparaître la difformité du staphylome, en même temps qu'on supprimera les irritations chroniques, les poussées douloureuses périodiques et le développement buphtalmique qui accompagnent toujours, à un degré variable, l'évolution du staphylome total.

On peut essayer encore ici les ponctions scléroticales équatoriales, les ponctions directes des points les plus amincis du staphylome à l'aide du thermo ou du galvano-cautère ; ces ponctions amènent un résultat, mais généralement passager, et leur répétition n'aboutit pas à une amélioration satisfaisante. Il faut généralement en venir à l'opération radicale, c'est-à-dire à l'ablation de la partie ectatique tout entière.

Les incisions simples du staphylome ne réussissent guère, en effet, que si le staphylome est mince et lorsque les côtés de l'ectasie, une fois celle-ci incisée, sont capables de s'affaisser et de se coapter à plat. On peut l'essayer toutefois dans les cas encore récents, soit qu'on transfixe le staphylome par le milieu, soit qu'on pratique une incision latérale qui est préférable, par ce fait qu'elle s'entre-bâille plus fortement. Dans ce procédé, on peut même, d'après Fuchs, augmenter l'effet de l'incision en réséquant une partie du lambeau le plus grand.

Quand le staphylome est tant soit peu ancien et épais de parois, il est inutile d'avoir recours à l'incision, l'excision seule peut donner un résultat.

Si le staphylome est petit, très dur, saillant comme une verrue arrondie au-dessus d'un globe oculaire resté à son volume ordinaire; si, en un mot, il n'y a aucune tendance à la buphtalmie et à l'effacement du sillon formé par le limbe scléro-cornéen, on pourra se contenter de l'excision simple suivant le procédé de Beer. Elle consiste à décapiter purement et simplement le staphylome avec le couteau de Beer, qui a la forme d'un couperet de guillotine. On saisit le sommet du staphylome avec une pince à griffes et on enlève le staphylome d'un seul coup de couteau vers sa base, ou encore on transfixe, pour tailler un lambeau d'un côté et achever la section de l'autre avec des ciseaux. L'excision faite, on se trouve vis-à-vis d'un fond noirâtre, constitué par le corps ciliaire, l'iris et le cristallin dégénéré, le tout étant aggloméré ensemble. Ce fond assez solide forme une barrière suffisante à la poussée du corps vitré, mais on ne la trouvera que dans les vieux staphylomes coriaces seulement, et quand l'ectasie sera très en saillie sur la sclérotique. On saupoudrera cette plaie avec de l'iodoforme et on appliquera un bandeau compressif qui ne sera pas levé avant le quatrième jour. La cicatrisation se fait assez lentement, mais le résultat final est satisfaisant. Le malade sera tenu à un repos assez grand pendant les premiers jours.

Le plus ordinairement, le staphylome ne se présente pas dans ces conditions de simplicité. L'œil a subi une dilatation dans toutes ses parties, une distension de ses enveloppes, et l'excision simple de l'ectasie laisserait grande ouverte la cavité vitréenne, avec des menaces d'hémorragie et la certitude de l'atrophie du moignon.

Dans ces circonstances, il faut faire suivre l'excision du staphylome de la suture des lèvres de la plaie scléro-cornéenne.

La suture peut s'effectuer de trois façons : soit que l'on prenne la sclérotique entière dans le fil et en même temps la partie sous-jacente du tractus uvéal, soit que, pour ménager cette dernière partie, on n'intéresse que les couches superficielles de la sclérotique, ou même seulement la conjonctive.

Dans les deux derniers cas, on commence par exciser le staphylome à la manière ordinaire, en le décapitant par sa base. Ceci fait, la plaie oculaire étant béante et le cristallin cataracté enlevé s'il y a lieu, on procède à l'application des sutures. S'il s'agit de sutures conjonctivales, on prendra dans les fils le bord de la conjonctive en la soulevant. M. de Wecker conseille de faufiler un seul fil tout autour de l'ouverture arrondie qui résulte de l'excision du staphylome; les deux chefs de ce fil étant serrés représentent assez bien le coulant d'une bourse, d'où le nom de suture en bourse, qui a été donné à ce procédé.

Ces sutures prises seulement dans la conjonctive ont le défaut d'être un peu fragiles et de céder parfois pendant la cicatrisation, sous la pression intra-oculaire du moignon. Il en résulte une réouverture de la plaie, une issue du contenu du globe, et tout se termine par une atrophie complète du moignon.

Pour éviter cette déconvenue, M. Panas conseille de prendre dans les sutures une certaine épaisseur de la sclérotique, *sans la traverser complètement*. La manœuvre est, d'ailleurs, la même que précédemment et la suture à employer est celle dite à points entrecoupés.

Le seul inconvénient de ce procédé est qu'il y a quelque difficulté à la mettre en pratique. Quand le staphylome est excisé, que le contenu oculaire est complètement mis à découvert, il n'est pas très facile de passer les aiguilles dans les bords de la sclérotique. Le corps vitré n'a pas une grande tendance à sortir peut-être, mais les parois du globe ne présentent aucun soutien, aucune résistance à l'action des aiguilles et il n'est pas aisé de placer les fils.

Si le passage des aiguilles à travers le corps ciliaire et la présence du fil dans ce même point avaient quelque inconvénient, il n'y aurait pas lieu de s'arrêter aux difficultés précédentes; mais tel n'est pas le cas.

Nous n'avons jamais vu rien de fâcheux survenir à la suite de l'opération suivante, qui est la plus simple au point de vue du manuel opératoire et reproduit le type primitif du procédé de Critchett. Le malade étant endormi et l'écarteur placé, on enfonce sous le staphylome, aux confins de celui-ci et de la coque oculaire, une série de quatre, cinq ou six grandes aiguilles courbes, munies de fils, de façon que leurs deux extrémités ressortent et s'appuient sur le blépharostat. On obtient ainsi une sorte de grillage qui immobilise l'œil et isole le staphylome.

Avec le large couteau de Beer et des ciseaux, on excise le staphylome au-devant de ces aiguilles fixatrices. L'œil est largement ouvert, mais le corps vitré ne peut sortir, retenu qu'il est par les aiguilles restées en place. A ce moment, au lieu d'avoir à effectuer le temps pénible du passage des aiguilles et des fils, on n'a plus qu'à tirer sur ces aiguilles, déjà placées, et, sans que le corps vitré puisse sortir, on a effectué la coaptation de la plaie.

Le corps ciliaire ou une partie du tractus uvéal se trouvent compris dans la suture, mais, en raison de la disposition nouvelle du moignon oculaire, il n'y a aucun inconvénient. On laissera les fils en place pendant six jours.

On a dit que cette manière de faire donnait lieu à l'établissement, aux deux extrémités de la plaie, de deux cornes scléroticales, nuisibles à la prothèse. Les deux cornes existent, il est vrai, tout d'abord, mais s'affaissent vite et se fondent dans la forme générale du moignon. Celui-ci présente une disposition ovale à grand axe transversal, et cette forme s'emboîte, au contraire, parfaitement avec les yeux artificiels, eux-mêmes également allongés dans le sens transversal. Les moignons de l'opération de Critchett donnent pour la prothèse des résultats parfaits.

Quand le globe staphylomateux est trop distendu, trop buphtalmique pour se prêter à une des opérations régulatrices précédentes, et que les douleurs y persistent, la seule ressource est l'énucléation.

Pour cette opération, il faut : un écarteur puissant, une pince à griffe et une paire de ciseaux courbes. Le crochet à strabisme est utilisable, mais non pas nécessaire. Le malade étant endormi, on place le blépharostat, qui doit être de disposition externe autant que possible. Avec la pince et les ciseaux, on effectue circulairement une section de la conjonctive au pourtour de la cornée et près du limbe. Ceci étant fait et très rapidement, on saisit la lèvre conjonctivale au niveau de l'insertion des quatre muscles droits, puis, très profondément et circulairement, on débride à coups de ciseaux tout autour du globe sous la conjonctive. Avec un peu d'habitude, on dénude parfaitement le globe, dans ce temps de l'opération, en coupant les quatre muscles droits au niveau de leurs insertions et sans recourir aucunement au crochet à strabisme. L'œil est donc isolé de ses insertions musculaires antérieures. A ce moment, on appuie sur l'écarteur comme pour l'enfoncer directement dans l'orbite. Ce mouvement fait saillir le globe dénudé et le fait se luxer en avant, entre les branches du blépharostat. L'œil se présente alors facilement pour une dissection postérieure et il devient aisé, en glissant en arrière de lui les ciseaux courbes, de sectionner d'abord le nerf optique, dont on apprécie la résistance spéciale, puis les muscles obliques et les dernières attaches celluleuses qui relient le globe au fond de l'orbite.

L'opération ainsi conduite est dès plus simples en même temps que courte.

Il reste à pratiquer une irrigation antiseptique du fond de l'orbite, après avoir exercé pendant quelques minutes, pour éviter l'écoulement sanguin, une compression à l'aide d'un tampon de coton antiseptique mouillé, exprimé et introduit, entre les paupières, au fond de la cavité opératoire.

Pour raccourcir le temps de la guérison et faciliter la prothèse, il ne sera pas négligeable de placer un ou deux points de suture, destinés à affronter les lèvres de la conjonctive, restées béantes. La cavité orbitaire cicatrisée devient ainsi moins profonde, l'œil artificiel, mieux soutenu, est ainsi plus mobile.

ATROPHIE DE LA CORNÉE ET DU GLOBE

L'ulcération de la cornée ne se termine pas toujours par une ectasie de la partie cicatrisée. Nous avons déjà vu que le but poursuivi dans la guérison des ulcères cornéens était l'établissement d'une cicatrice plate ; quand la plus grande partie ou la totalité de la cornée est ulcérée, la cicatrice plate qu'on obtient alors est une véritable atrophie de la cornée. Toute la partie antérieure du globe est diminuée par là même et la cornée se trouve réduite à un disque bleuâtre dans l'épaisseur duquel on distingue parfois des pointes noires de l'iris engagé.

Cette *phtisie* de la cornée n'est justiciable d'aucun traitement. C'est, en somme, la terminaison favorable lorsque la cornée a subi une désorganisation complète, en ce sens qu'elle réalise, dès lors, le but que l'on cherche à atteindre opératoirement lorsqu'il existe un staphylome. L'œil est, en effet, naturellement préparé pour la prothèse, car l'application d'un œil artificiel petit est très aisé et donne de très bons résultats d'aspect extérieur et de mobilité.

L'*atrophie du globe*, la *phtisie du globe*, l'état de *moignon* de l'œil, sont des termes synonymes, qui signifient que l'organe s'est avancé d'un degré dans la désorganisation. Ici, la cornée ne s'est pas atrophiée, mais a été détruite en totalité par les progrès de l'ophtalmie, et un beau jour elle s'est éliminée, laissant béant le globe oculaire. De là, par les efforts et les cris, issue du cristallin du corps vitré, des membranes de l'œil. Après une longue durée de cicatrisation, l'œil se ratatine sous la forme d'un moignon plus ou moins petit, plus ou moins régulier.

Ici encore, toute opération est inutile. Il suffit d'adapter un œil artificiel au moignon existant.

II

LÉSIONS DE LA CONJONCTIVE

Dans les ophtalmies pseudo-membraneuses et surtout dans la forme diphtéritique vraie, la conjonctive nécrosée par le processus morbide ne se rétablit pas ensuite dans l'intégralité de ses propriétés. Le revêtement épithélial se reproduit, mais le stroma de la muqueuse, le derme qui faisait sa souplesse et sa mobilité, ont plus ou moins complètement disparu. Il en résulte une gêne dans les mouvements de l'œil, qui se traduit par l'établissement de *brides* et de plis permanents reliant le bulbe oculaire à la face interne des paupières, et diminuant la profondeur des culs-de-sac. C'est là une sorte de rétraction de la conjonctive, suivant le terme de Fuchs, qui se présente aussi dans les trachomes anciens et ceux dont l'évolution a été lente.

D'autre part, lorsque la conjonctive nécrosée se cicatrise après la chute de l'eschare, il arrive que les deux surfaces ulcérées, l'une sur le bulbe et l'autre à la paupière, se mettent en contact et se soudent par les progrès de la cicatrisation. C'est ce qu'on voit se produire aussi après les brûlures accidentelles et de même dans certains cas où la cautérisation au nitrate d'argent, ayant été trop énergique ou trop multipliée, a amené la formation d'une eschare. La soudure, la réunion cicatricielle de la conjonctive bulbaire à la conjonctive palpébrale constitue la difformité connue sous le nom de *symblépharon*.

RÉTRACTION DE LA CONJONCTIVE

C'est là, non pas le premier degré du symblépharon, mais un état qui résulte de l'atrophie du stroma conjonctival et d'un défaut de mobilité de la muqueuse. L'affection, ou la difformité plutôt, consiste dans un effacement du cul-de-sac conjonctival, qui apparaît chargé de plis transversaux de la muqueuse. Ces plis ne soudent pas, à proprement parler, la paupière au globe et la mobilité de toutes ces parties est conservée, bien que diminuée.

Il n'est pas rare de voir, en pareil cas, que la conjonctive a perdu son aspect brillant et que sa surface offre l'aspect un peu terne; ce fait tient à un défaut d'harmonie dans les différentes parties de son épithélium inégalement réparé.

A cet état de choses il n'y a rien à faire, et d'ailleurs il est compatible avec le fonctionnement normal de l'organe.

SYMBLÉPHARON

Le symblépharon est donc dû à une cicatrice vicieuse qui unit anormalement le globe oculaire, par sa muqueuse, à la face interne de la paupière, par la sienne. Ici, les symptômes fonctionnels sont plus gênants et d'autant plus accentués que la cicatrice vicieuse aura envahi plus haut la surface conjonctivale du globe oculaire. C'est à la seule chirurgie qu'il faut avoir recours pour remédier aux inconvénients du symblépharon.

Le symblépharon siège beaucoup plus souvent en bas à la paupière inférieure qu'en haut. Ce fait tient sans doute à ce que la paupière inférieure exécute moins de mouvements que la supérieure et que l'établissement de la cicatrice vicieuse se trouve favorisé par l'immobilité de la paupière inférieure en même temps qu'il est entravé par la mobilité de la supérieure.

Au point de vue de l'opération, il faut distinguer encore, parmi les symblépharons, ceux qui sont totaux et qui unissent complètement la surface interne de la paupière à la surface oculaire correspondante, de ceux qui ne sont que *partiels* et forment des *brides* plus ou moins étendues entre le bulbe et la paupière.

Le *symblépharon total* est une des affections les plus décevantes de la pathologie oculaire et une de celles qui mettent le plus rudement à l'épreuve la patience du malade et du médecin. Pour en être convaincu, il n'y a qu'à supputer le nombre des opérations qui ont été imaginées pour combattre le symblépharon.

La richesse des procédés opératoires implique d'ordinaire l'indigence des résultats.

Et, en effet, il n'en est guère de pires. On peut encore quelquefois observer des résultats immédiats assez satisfaisants, mais rapidement on voit l'adhérence se reproduire et toujours aussi complète qu'auparavant. Certains chirurgiens, persuadés de l'inanité de leurs efforts, quand il s'agit d'un symblépharon total, abandonnent cette affection à elle-même, sans rien vouloir entreprendre. D'ailleurs, le symblépharon total est souvent compatible avec un exercice assez normal de l'organe de la vision.

Comme, dans le symblépharon total, il n'existe pas, ou presque pas, de muqueuse entre la paupière et le globe, il est impossible de compter sur le tissu conjonctival du voisinage pour une réparation autoplastique. Aussi, une fois faites la libération de la paupière et sa dissection d'avec le globe oculaire, s'est-on préoccupé de recouvrir la plaie opératoire de diverses façons.

Certains ont employé une muqueuse voisine, la muqueuse buccale, ou le revêtement d'une surface plus lointaine, celle du prépuce par exemple; d'autres, recourant à l'hétéroplastie, ont recouvert la surface cruentée de conjonctive de lapin, de la peau du ventre de grenouille. Cette dernière pratique a été suivie par un nombre encore assez grand d'auteurs.

Ces lambeaux d'emprunt peuvent être fixés par des fils dans le fond du cul-de-sac et sortant à la peau et au bord de la paupière; on peut aussi les laisser libres, en immobilisant parfaitement tout l'appareil oculaire.

On peut, d'ailleurs, faire ce qu'on voudra, car ces

procédés ne donnent habituellement aucun résultat. Au bout de quelques jours, de quelques semaines même, le malade se trouve, sans doute, dans une assez bonne situation. Le cul-de-sac est reformé, parfois très bien reformé même, et on aperçoit, en sa place, le lambeau transplanté, qui offre un aspect assez satisfaisant.

Mais, si l'on suit ces malades un plus long temps, on ne tarde pas à s'apercevoir que le cul-de-sac se remplit peu à peu et que le fond du sillon monte progressivement, détruisant tout le bénéfice primitivement obtenu. On a beau alors vouloir lutter contre la montée de la cicatrice, par une mobilisation constante de la paupière, ou le port d'une pièce d'émail destinée à appuyer sur le fond du cul-de-sac, rien n'y fait, et le symblépharon se reproduit.

C'est là le sort commun à toutes ou presque toutes ces opérations.

Dans la pensée d'appliquer à la surface cruentée une substance vivante, capable de mieux résister à l'envahissement de la cicatrice que des lambeaux hétéroplastiques, Kuhnt et Snellen ont songé à utiliser la peau du voisinage. Kuhnt transporte de petites greffes de peau sur la surface mise à nu par la dissection, et Snellen, taillant un lambeau à la joue, l'introduit, *sans sectionner son pédicule*, dans l'espace conjonctival à la faveur d'une petite fenêtre pratiquée dans la paupière au niveau du fond du cul-de-sac. Ce lambeau, une fois introduit, est appliqué et suturé contre la face conjonctivale de la paupière libérée de son adhérence. Quand le lambeau est bien pris, on sectionne le pédicule qui l'a nourri jusque-là.

Panas a taillé un lambeau à la tempe de la même

façon et l'a mis en place en le faisant passer par l'angle naturel de la paupière.

Samelsohn conseille de procéder de la façon suivante : s'il veut restaurer le cul-de-sac inférieur, après l'avoir disséqué, il taille sur la paupière supérieure un lambeau quadrilatère, ayant sa base au niveau de la rangée des cils. Ce lambeau sera large et assez grand pour remplir toute l'étendue du cul-de-sac inférieur. Ce lambeau, une fois taillé, restera adhérent par sa base et sera susceptible de se renverser comme un tablier, sa face cruentée en avant. Il restera alors à faire descendre ce lambeau de façon à le fixer par sa tête au fond du cul-de-sac libéré. On le fixera en ce point, par les deux angles, au moyen de fils sortant à la peau. On l'arrêtera encore au moment où il dépassera le rebord palpébral. Les sutures une fois placées, les deux paupières se trouvent ainsi réunies par un large lambeau de peau. On ne coupera le pédicule (au niveau de l'intervalle des paupières) que lorsque le lambeau aura pris complètement.

Il semble que ces procédés donnent de moins mauvais résultats que les greffes, mais les culs-de-sac ainsi obtenus sont cependant assez peu profonds et les paupières restent bien immobiles.

Le symblépharon *partiel*, la *bride* cicatricielle simple, est d'un pronostic opératoire moins absolument sombre, quoique cependant l'insuccès soit aussi bien fréquent en pareil cas.

Ces brides conjonctivales se présentent sous deux formes : les unes sont larges et établissent une adhérence fixe, directe et étendue entre une partie du globe et une portion plus ou moins considérable de la paupière ; celles-ci sont aussi difficiles à opérer avec succès que le symblépharon total, et l'identité du pronostic tient à la similitude de leurs conditions. Les procédés à employer seront d'ailleurs les mêmes et nous rejetons systématiquement les hétéroplasties, toujours plus ou moins fallacieuses, pour donner la préférence au procédé de Samelsohn. Ici, la dissection ne portera que sur une portion de la paupière et le lambeau qui sera taillé à la paupière supérieure (s'il s'agit d'un symblépharon inférieur, et inversement) correspondra, comme étendue, aux dimensions de l'adhérence de la surface disséquée.

Dans des cas plus heureux, la bride qui relie la paupière et le bulbe est lâche, et l'adhérence n'est pas immédiate. C'est un pli conjonctival qui joint plus ou moins étroitement l'œil à la paupière et qui permet une certaine mobilité indépendante de ces parties.

L'opération consistera d'abord en un dégagement complet de la bride, qu'on incisera, d'un coup de ciseaux, jusqu'au fond du cul-de-sac. Ceci fait, on s'efforcera de réunir latéralement par des sutures les lèvres de la plaie conjonctivale ainsi constituée. Une fois les sutures placées, l'affrontement de deux conjonctives aura lieu par leur surface muqueuse et par une cicatrice fermée ; la guérison pourra s'effectuer sans que la bride se reproduise, au moins aussi complètement qu'auparavant.

Si la bride est large, la plaie qui résultera de sa section le sera également et même encore plus, de telle sorte qu'un affrontement simple des lèvres de la muqueuse ne sera pas possible. On cherchera à y arriver en pratiquant latéralement des incisions libératrices de la conjonctive. Au besoin, on recouvrira la plaie à l'aide d'un lambeau de conjonctive, taillé dans le voisinage, suivant le procédé de Teale.

Dans ce dernier cas, le pronostic de l'opération est déjà plus douteux que lorsque les sutures directes sont d'exécution possible.

III

LÉSIONS DES PAUPIÈRES

A la suite des diverses ophtalmies qui, comme les précédentes, ont le caractère de porter atteinte à l'intégrité de la conjonctive, on peut voir encore des lésions plus profondes que celles que nous venons de signaler à la conjonctive.

Si la nécrose du derme conjonctival a dépassé sa limite et envahi le cartilage tarse qui lui est sous-jacent et intimement lié, on voit, par le processus de la guérison, se produire une rétraction cicatricielle qui amène un recroquevillement en dedans de la portion tarsale de la paupière.

L'évolution de cette cicatrice, le recroquevillement en dedans du cartilage tarse, mettent quelques mois à accomplir leur entière évolution. Au bout de ce temps, on observe que le bord ciliaire de la paupière est retourné en dedans plus ou moins fortement, de telle façon que les cils sont dirigés vers le globe de l'œil et parfois appliqués sur le globe lui-même, ou, à un degré extrême, retournés complètement et couchés dans le sillon oculo-palpébral.

Si on examine la paupière par le dedans, on remarque, au niveau du cartilage tarse, un pli profond, au lieu de la surface plane qui est l'état normal; il existe en ce point un sillon profond et la muqueuse conjonctivale apparaît blanche, d'aspect cicatriciel et comme confondue avec le tarse recroquevillé.

Cette lésion ultérieure des ophtalmies nécrosantes, telles que les conjonctivites à fausses membranes, le trachome, tire son appellation de ce caractère primordial du retournement en dedans du bord palpébral : c'est l'*entropion*. On peut le voir aussi dans les cas où le nitrate d'argent a produit des effets excessifs de cautérisation.

L'entropion produit des effets fâcheux et est surtout pénible à supporter. L'action mécanique perpétuelle des cils retournés qui viennent frotter sur la cornée irrite celle-ci et amène un état ulcératif presque constant de cette surface et, de temps à autre, des poussées de kératite grave, avec toutes leurs conséquences. Parfois, la cornée a été tellement altérée au cours de l'ophtalmie initiale qu'elle n'a plus de lésions à redouter; dans ce cas, l'irritation douloureuse produite par l'action des cils entropionnés est, à elle seule, suffisante pour nécessiter une intervention.

L'entropion tel que nous venons de le décrire, celui qui résulte d'un retournement cicatriciel de la paupière, relève de la seule chirurgie.

L'opération sera très différente s'il s'agit de l'entropion de la paupière *supérieure* ou de celui de la paupière *inférieure*.

ENTROPION DE LA PAUPIÈRE SUPÉRIEURE

De nombreux procédés ont été imaginés pour remédier à l'entropion de la paupière supérieure et le but à atteindre est de ramener la rangée des cils à une situation normale. C'est pourquoi ces divers procédés portent les noms de « dédoublement du sol ciliaire », « transplantation du sol ciliaire », etc.... Nous ne les rapporterons pas, pour ne pas rendre notre description confuse, car il est un procédé qui, selon nous, est le meilleur de beaucoup et qui répond à toutes les indications, que l'entropion soit léger ou fort, qu'il soit étendu à toute la paupière ou partiel.

Ce procédé est celui d'Anagnostakis, modifié par Panas, et par cette opération on se propose : 1° de redresser la rangée des cils et de la remettre en place ; 2° de détruire la courbure anormale du tarse qui a été la cause de l'entropion.

Voici ce procédé tel que le décrit M. Panas :

Le malade étant chloroformisé ou insensibilisé par une injection de cocaïne, on applique la plaque de corne dans le cul-de-sac supérieur et on la confie à un aide, qui doit la maintenir fortement contre la face postérieure de la paupière, pour prévenir l'hémorragie. On pratique alors, à 3 millimètres au-dessus de la ligne des cils, une incision horizontale s'étendant de la commissure externe au point lacrymal correspondant. La section intéressera la peau et le muscle orbiculaire, et met à nu la face antérieure du tarse recroquevillé et épaissi.

Prenant avec la main gauche une pince à dents de

souris, on saisit le lambeau ciliaire, qu'on dissèque au bistouri sous l'orbiculaire, *jusqu'à ce qu'on aperçoive nettement les racines des cils*, reconnaissables à leur couleur. Il faut se garder d'aller plus loin, pour ne pas dédoubler le bord libre, comme dans l'opération de Jœsche-Arlt.

On dissèque de même la lèvre supérieure de l'incision jusqu'à mettre à découvert le bord adhérent du tarse et le ligament suspenseur ou aponévrose orbito-tarsale. Un crochet sert à attirer en haut la peau avec l'orbiculaire et facilite le placement des fils.

Si le tarse est peu incurvé et suffisamment souple, on le respecte. Le plus ordinairement, il est rabougri, et, avant d'appliquer les sutures, on le fendra horizontalement au bistouri dans *toute son épaisseur*, y compris la conjonctive, et d'une extrémité à l'autre; une section moindre n'est indiquée que si l'enroulement est partiel. La boutonnière doit être perpendiculaire aux deux faces du tarse, le but étant de faire basculer les deux moitiés sur place, pour redresser le tarse incurvé, comme on redresse, après l'avoir fracturé, un os consolidé vicieusement.

Avec ce procédé, il n'est pas besoin, dès lors, d'enlever un morceau cunéiforme du tarse, comme Snellen et Streatfield l'ont proposé.

La disposition des sutures est la suivante : on commence par harponner avec la première aiguille le ligament suspenseur et le tarse à leur partie moyenne; l'aiguille, demi-courbe, est glissée ensuite sous le petit lambeau musculo-cutané qui porte les cils et sort au bord libre, immédiatement *derrière la rangée des cils*. Quatre autres points de suture sont placés de même, deux à droite et deux à gauche du premier.

En tirant sur les deux bouts du fil, on fait remonter le petit lambeau cutané et avec lui le bord ciliaire, qui, grâce à la section du tarse, se retourne et s'ectropionne légèrement; il ne reste plus alors qu'à nouer. La lèvre supérieure de l'incision cutanée, laissée libre, se coapte d'elle-même à l'inférieure suturée au tarse. Les fils sont noués assez fortement et, au lieu de les couper au ras des nœuds, on dispose les bouts parallèlement, pour les réunir ensuite tous ensemble et les fixer au front avec du collodion, en les maintenant un peu tendus.

L'opération terminée, on applique un pansement antiseptique sec, qu'on laissera en place pendant quatre jours, sans y toucher. Le pansement peut être renouvelé quotidiennement après le quatrième jour et on retire les fils du sixième au huitième jour.

ENTROPION DE LA PAUPIÈRE INFÉRIEURE

La constitution anatomique de cette paupière, différente de la paupière supérieure, entraîne une modification des procédés opératoires. Le tarse, ici, est un élément de moindre importance et son incurvation a peu de place dans la constitution de l'entropion. C'est aux parties molles, à l'orbiculaire, qu'il faut surtout s'adresser pour combattre les effets et la cause de la difformité.

Si l'entropion est peu accusé, il y a un mode d'intervention susceptible de donner de bons effets et qui consiste à tracer une ligne profonde de cautérisation ignée au-dessous du bord libre. Avec le galvanocautère ou le thermocautère on mènera, à 3 ou

4 millimètres de la rangée ciliaire, une ligne profonde de feu qui devra détruire l'orbiculaire et aussi le tarse sous-jacent. D'ailleurs, on donnera au trait de feu une profondeur et une largeur proportionnées à l'effet qu'on se propose d'atteindre. Pour cette opération, l'anesthésie chloroformique n'est pas nécessaire et on obtiendra une insensibilité suffisante par une injection sous-cutanée de cocaïne. La plaque de corne placée sous la paupière sert de guide à l'opérateur et protège en même temps le globe de l'œil.

Ce procédé est préférable aux diverses sutures de Gaillard, de Snellen ou d'Arlt, qui ne s'appliquent qu'aux entropions spasmodiques, lesquels ne sont point en cause ici.

Lorsque l'entropion sera trop accentué ou trop cicatriciel pour se redresser sous l'influence du seul trait de feu, on aura recours au procédé chirurgical suivant, qui est décrit également comme suit par M. Panas et qui donne un effet certain.

On pratique deux incisions verticales comprenant la peau et le muscle orbiculaire ; elles sont exécutées l'une en dehors, l'autre en dedans de la paupière, et sont reliées entre elles par leur milieu au moyen d'une troisième, horizontale, intéressant seulement la peau, de façon à constituer une H.

Les deux lambeaux carrés sont disséqués, le supérieur jusqu'aux bulbes des cils, l'inférieur vers la base de la paupière. La portion prémarginale de l'orbiculaire est alors excisée de façon à mettre à nu la face antérieure du tarse, qu'on sectionne, s'il le faut, sur la plaque de corne.

Après s'être rendu compte de combien la paupière demande à être raccourcie pour donner le redressement voulu, on retranchera avec les ciseaux une partie du lambeau inférieur ou jugal, et l'on réunira par quatre ou cinq points de suture les deux lèvres cutanées entre elles, en ayant soin de faire sortir les aiguilles en arrière de la rangée des cils.

On appliquera un pansement antiseptique sec et, à la première levée de celui-ci, au quatrième jour, les fils pourront être retirés.

TABLE DES MATIÈRES

CORBEIL. — IMPRIMERIE CRÉTÉ-DE L'ARBRE.

EN VENTE

à la Librairie RUEFF et Cie

106, *Boulevard Saint-Germain, PARIS*

EXTRAIT DU CATALOGUE GÉNÉRAL

Manuel de Médecine, publié sous la direction de MM. G.-M. DEBOVE, professeur à la Faculté de médecine de Paris, et CH. ACHARD, médecin des hôpitaux de Paris. — Conditions de la publication : *Le Manuel de médecine* comprendra huit volumes, ainsi distribués :

I. Maladies de l'appareil respiratoire. — II. Maladies de l'appareil circulatoire et du sang. — III et IV. Maladies du système nerveux. — V. Maladies du tube digestif et du péritoine. — VI. Maladies du foie et des reins. — VII et VIII. Maladies générales.

VOLUMES DÉJA PARUS :

PREMIER VOLUME

Maladies de l'appareil respiratoire, 1 vol., relié en peau pleine souple.. 10 »

DEUXIÈME VOLUME

Maladies de l'appareil circulatoire et du sang, 1 vol., relié en peau pleine souple.. 10 »

TROISIÈME VOLUME

Maladies du système nerveux, 1 vol., relié en peau pleine souple, avec 51 figures dans le texte, dont 23 en couleurs...... 16 »

QUATRIÈME VOLUME

Maladies du système nerveux (deuxième partie). 1 vol., relié en peau pleine souple, avec 11 figures dans le texte.... 16 »

CINQUIÈME VOLUME

Maladies du tube digestif et du péritoine, 1 vol., relié en peau pleine souple.. 16 »

Traité des maladies de l'estomac, par le Dr G.-M. Debove, membre de l'Académie de médecine, professeur à la Faculté de médecine, médecin de l'hôpital Andral, et le Dr A. Rémond (de Metz), professeur agrégé à la Faculté de médecine de Toulouse. 1 vol. in-8° raisin, reliure d'amateur, tête dorée........ 12 »

Le régime alimentaire dans le traitement des dyspepsies, par le Dr A. Mathieu. 1 vol. in-8° carre, reliure d'amateur, tête dorée.. 8 »

Traitement chirurgical des maladies de l'estomac, par le Dr Doyen, de Reims. — *Sous presse.*

Traité des maladies de l'enfance, par le Dr Jules Comby, médecin de l'hôpital Tenon. 1 vol. de 900 p., reliure d'amateur, peau pleine rouge, tête dorée.. 12 »

Formulaire. *Thérapeutique et prophylaxie des maladies des enfants*, par le Dr Jules Comby, médecin de l'hôpital Tenon et des dispensaires pour enfants malades de la Société philanthropique. 1 vol. in-16, reliure d'amateur maroquin écrasé, tête dorée.... 10 »

Consultations sur les maladies de l'enfance, par le Dr E. Périer. 1 vol. — *Sous presse.*

La syphilis dans l'allaitement. Hygiène et prophylaxie, par le Dr Paul Raymond, ancien interne des hôpitaux, lauréat de l'Académie de médecine, lauréat de la Faculté de médecine. Ouvrage couronné par l'Académie de médecine (Prix de l'Hygiène de l'enfance, 1892). 1 vol. in-16, broché............ 2 50

Essai sur l'état mental des hystériques, par le Dr Henri Colin, ancien interne des asiles de la Seine et de l'Infirmerie spéciale du Dépôt, médecin adjoint des asiles d'aliénés de la Seine; préface de M. le professeur Charcot, avec 82 figures dans le texte et 8 planches ophtalmologiques hors texte. 1 vol. in-8°, br. 5 »

Études sur les maladies nerveuses, par le Dr Paul Blocq, chef des travaux d'anatomie pathologique à la Clinique des maladies du système nerveux de la Faculté, lauréat de la Société médico-psychologique, de la Faculté, de l'Académie de médecine et de l'Institut. 1 vol. in 8°, rel. amateur, peau pleine, tête dorée. 8 »

Système nerveux et maladies. *Synthèse pathologique*, par le Dr Manuel Leven. 1 vol. in-8°, broché .... 8 »

Le traitement de la folie, par le Dr J. Luys, membre de l'Académie de médecine, médecin de l'hôpital de la Charité. 1 vol. in-16, reliure d'amateur, tête dorée .... 6 »

Outrages à la pudeur. *Violences sur les organes sexuels de la femme dans le somnambulisme provoqué et la fascination.* Étude médico-légale, par le Dr Mesnet, membre de l'Académie de médecine. 1 vol. in-8°, reliure d'amateur, peau pleine souple, tête dorée .... 7 »

Chirurgie opératoire du système nerveux, par le Dr Chipault, avec une préface de M. le professeur Terrier. 2 vol. in-8° raisin.

Tome I. — *Chirurgie cranio-cérébrale*, avec 430 figures dans le texte, dont 200 en couleurs .... 22 »

Tome II. — *Sous presse.*

Les coupes du système nerveux central, par le Dr A. Mercier, ancien second médecin de l'asile cantonal des aliénés de Burghœlzli. 1 vol. in-18 raisin, reliure d'amateur, tête dorée, peau pleine souple .... 4 »

Traité d'anatomie du système nerveux, par le Dr Dejerine, professeur agrégé à la Faculté de médecine de Paris.

Tome I. — 1 vol. grand in-8°, broché, avec 401 figures dans le texte .... 33 »

Tome II. — *Sous presse.*

Traitement de la tuberculose par la créosote, par le Dr Burlureaux, médecin major de 1re classe, professeur agrégé à l'École d'application du Val-de-Grâce. *Ouvrage couronné par l'Institut* (Prix Bréant). 1 vol. in-8°, reliure d'amateur, tête dorée, peau pleine, avec 9 figures dans le texte .... 10 »

La tuberculose et son bacille, par le Dr Straus, professeur à la Faculté de médecine de Paris, médecin de l'hôpital Laënnec. 1 vol. — *Sous presse.*

De l'entérite chronique paludéenne ou **diarrhée de Cochinchine.** Essai d'interprétation de la pathologie des régions paludéennes intertropicales, par le Dr L. de Santi, médecin-major. 1 vol. in-8°. broché .... 4 »

Le choléra, ses causes, moyens de s'en préserver, par le Dr G. Daremberg, correspondant de l'Académie de médecine. 1 vol. broché 3 50

Notes cliniques sur l'albuminurie : *Albuminurie physiologique, Albuminurie minima*, par les Drs E. Lecorché, professeur agrégé à la Faculté de médecine, médecin de la maison Dubois, et Ch. Talamon, médecin de l'hôpital Tenon. 1 vol. in-16 br. 3 50

BIBLIOTHÈQUE MÉDICALE CHARCOT-DEB[illegible]

VOLUMES PARUS DANS LA COLLECTION :

V. HANOT. La Cirrhose hypertrophique avec ictère chronique.
G.-M. DEBOVE et COURTOIS-SUFFIT. Traitement des pleurésies purulentes.
J. COMBY. Le Rachitisme.
CH. TALAMON. Appendicite et Pérityphlite.
G.-M. DEBOVE et RÉMOND (De Metz). Lavage de l estomac.
J. SEGLAS. Des troubles du langage chez les aliénés.
A. SALLARD. Les Amygdalites aiguës.
L. DREYFUS-BRISAC et I. BRUHL. Phtisie aiguë.
P. SOLLIER. Les troubles de la mémoire.
DE SINETY. De la stérilité chez la femme et de son traitement.
G.-M. DEBOVE et J. RÉNAULT. Ulcère de l'estomac.
G. DAREMBERG. Traitement de la phtisie pulmonaire. 2 vol.
CH. LUZET. La Chlorose.
E. MOSNY. Broncho-Pneumonie.
A. MATHIEU. Neurasthénie.
N. GAMALEIA. Les Poisons bactériens.
H. BOURGES. La Diphtérie.
PAUL BLOCQ. Les troubles de la marche dans les maladies nerveuses.
P. YVON. Notions de pharmacie nécessaires au médecin. 2 vol.
L. GALLIARD. Le Pneumothorax.
E. TROUESSART. La Thérapeutique antiseptique.
JUHEL-RÉNOY. Traitement de la fièvre typhoïde.
J. GASSER. Les causes de la fièvre typhoïde.
G. PATEIN. Les Purgatifs.
A. AUVARD et E. CAUBET. Anesthésie chirurgicale et obstétricale.
L. CATRIN. Le Paludisme chronique.
LABADIE-LAGRAVE. Pathogénie et traitement des Néphrites et du mal de Bright.
E. OZENNE. Les Hemorroïdes.
PIERRE JANET. État mental des hystériques. Les stigmates mentaux.
H. LUC. Les Névropathies laryngées.
R. DU CASTEL. Tuberculoses cutanées.
J. COMBY. Les Oreillons.
CHAMBARD. Les Morphinomanes.
J. ARNOULD. La Désinfection publique.
ACHALME. Érysipèle.
P. BOULLOCHE. Les Angines à fausses membranes.
E. LECORCHÉ. Traitement du diabète sucré.
BARBIER. La Rougeole.
M. BOULAY. Pneumonie lobaire aiguë. 2 vol.
A. SALLARD. Hypertrophie des amygdales.
RICHARDIÈRE. La Coqueluche.
C. ANDRÉ. Hyperthlorhydrie du cœur.
E. BARIÉ. Bruits de souffle et bruits de galop.
L. GALLIARD. Le Choléra.
POLIN et LABIT. Hygiène alimentaire.
BOIFFIN. Tumeurs fibreuses de l'utérus.

E. RONDOT. Le Régime lacté.
MÉNARD. La Coxalgie tuberculeuse.
F. VERCHÈRE. La [illegible]
[illegible]
F. LEGUEU. [illegible]
P. DE MOLÈNES. [illegible] de la peau. 2 vol.
CH. MONOD et J. JAYLE. [illegible]
P. MAUCLAIRE. [illegible]
BLACHE. Clinique et thérapeutique [illegible] 2 vol.
A. REVERDIN (de Genève). [illegible] asepsie chirurgicales.
LOUIS BEURNIER. Les Varices.
G. ANDRÉ. L'Insuffisance mitrale.
GUERMONPREZ (de Lille) et [illegible] sel). Actinomycose.
P. BONNIER. Vertige.
DE GRANDMAISON. La Variole.
A. COURTADE. Anatomie, [illegible] otologie de l'oreille.
J. DUPLAIX. Des Anévrysmes.
FERRAND. Le langage, la parole [illegible]
PAUL ROBIN et C. PAUL. [illegible] lymphatique.
H. GILLET. Rythmes des bruits [illegible] (physiologie et pathologie).
LECORCHÉ. Traitement de la goutte.
J. ARNOULD. La stérilisation [illegible]
LEGRAND. Microscopie clinique.
A. MARTHA. Des Endocardites [illegible]
E. PÉRIER. Hygiène alimentaire des [illegible]
J. COMBY. Empyème pulsatile.
L. POISSON. [illegible]
PIERRE ACHALME. [illegible] des infectieuses.
LAVERAN. Des Hématozoaires [illegible] et les animaux.
R. BLANCHARD. Les Vers du sang.
E. VALUDE. Les Ophtalmies du [illegible]
MAGNAN et LEGRAIN. Les Dégénérés.
CHARCOT et PITRES. Les Centres moteurs corticaux [illegible]
M. BUREAU. Les Aortites.
G. MARTIN. Myopie, Hypéropie, Astigmatisme.
P. ACHALME. La [illegible]
DU CASTEL. Chancres génitaux et extra-génitaux.
MAUCLAIRE et DE BOVIS. Des [illegible]
DESPRÉAUX. [illegible] pulmonaire.
CAHIER. Des occlusions aiguës de [illegible]
A. ROBIN. Ruptures du cœur.
DENUCE. Le Mal de Pott.
MOURE. Coryzas atrophique et hypertrophique.
LEGRY. Les Cirrhoses alcooliques du foie.
H. BARBIER. Les complications de la rougeole.

Le volume broché. . . . . 2 »
— Reliure d'amateur, tête dorée. 3 50

www.ingramcontent.com/pod-product-compliance
Ingram Content Group UK Ltd.
Pitfield, Milton Keynes, MK11 3LW, UK
UKHW021151260726
13994UKWH00001B/384

9 782329 336138